産業保健スタッフのための
セルフケア支援マニュアル

ストレスチェックと連動した
相談の進め方

島津明人・種市康太郎【編】

誠信書房

編者まえがき

　2014年6月の改正労働安全衛生法により，50人以上の事業場におけるストレスチェックが義務化されました。ストレスチェック制度の目的は，以下のように説明されています。

(1) 本人にストレスチェックの結果を通知して，自らのストレスの状況について気づきを促し，個々の労働者のストレスを低減させる。
(2) 検査結果を集団ごとに集計・分析し，職場におけるストレス要因を評価し，職場環境の改善につなげることで，ストレスの要因そのものを低減する。
(3) ストレスの高い者を早期に発見し，医師による面接指導につなげることで，労働者のメンタルヘルス不調を未然に防止する。

　⑴ストレスチェック後のセルフケアの支援方法としては，①個別面接による相談対応，②集合形式による教育研修，③情報技術（eラーニングなど）を用いた自己学習，④小冊子（パンフレット）の配布などによる情報提供，などが想定されます。このうち，②〜④については，セルフケア教育を企画・実施するためのマニュアル（たとえば，『職場のストレスマネジメント――セルフケア教育の企画・実施マニュアル』島津明人編著，誠信書房，2014年刊），eラーニングコンテンツ，小冊子（パンフレット）などが作成されていますが，①個別面接による相談対応を支援するためのマニュアルやツール類は，これまで十分な内容のものが作成されていませんでした。

　本書は，ストレスチェックの結果を受け取った労働者のセルフケア支援を，個別面接によって行う際の手順と必要なツールをまとめたものです。産業保健スタッフが相談を受ける際，ストレスチェックの結果をどのように読み取り，どのように面接を進め，どのようにフォローするかについて，実践例を示しながら解説することにより，産業保健スタッフの業務の一助となることを目指しています。

　本書は以下の5章から構成されています。

　第1章では，ストレスチェック制度の概要を解説し，第2章では，多くの事業所で使われている職業性ストレス簡易調査票について解説しました。

　第3章では，ストレスチェック結果の読み取り方と，面談・相談対応の進め方を解説しています。職業性ストレス簡易調査票の各下位尺度の読み取り方のほか，面談・相談の事前準備から事後対応に至るまでの流れとポイントが整理されています。

　第4章では，職業性ストレス簡易調査票について，個人ごとにフィードバックされる

プロフィールの典型的なパターンを7種類挙げ，結果の読み取り方と相談例を提示しています。相談例では，相談者と相談対象者とのやりとりを逐語録的に提示しており，ストレスチェックと連動した相談が未経験の読者でも，相談対応できるようなガイドとなっています。

　第5章では，相談対象者のニーズに合わせた，セルフケアの支援方法を取り上げています。ここでは，セルフケアの支援で扱われることの多い5種類のニーズ（感情のコントロール，人間関係の円滑化，パフォーマンスの向上，キャリア支援，動機づけの向上）を取り上げ，ニーズに合わせた支援方法と支援ツールを提供しています。

　本書は，ストレスチェックと連動したセルフケア支援の企画・実施に，直接的・間接的にかかわる可能性のある産業医，保健師，看護師，心の健康づくり専門スタッフ（公認心理師，臨床心理士，産業カウンセラー等），衛生管理者，人事労務担当者，および事業場内教育研修担当者・メンタルヘルス推進担当者等にご活用いただけます。そのほか，職場のメンタルヘルス対策にかかわる各専門施設（産業保健総合支援センター等）や，EAP（Employee Assistance Program：従業員支援プログラム）の担当者，THP（Total Health Promotion：トータルヘルスプロモーション）の心理相談担当者等も活用可能です。

　本書の活用により，ストレスチェックと連動したセルフケア支援が円滑に実施され，メンタルヘルス不調の未然防止を目的としたストレスチェック制度が，効果的に運用されることを願っております。

　最後になりましたが，本書の趣旨に賛同し，執筆にご協力いただいた皆様，企画から出版に至るまで丁寧にサポートいただきました誠信書房編集部長，中澤美穂様に心より御礼申し上げます。

編者・著者を代表して
島津 明人

目　次

編者まえがき　iii

第1章　ストレスチェック制度の概要 ― 1

1　はじめに ……………………………………………………………………… 2
2　ストレスチェック制度に関する法令，ツール等 ……………………… 3
3　ストレスチェックと面接指導の手順 …………………………………… 3
4　ストレスチェックの運用のポイント …………………………………… 10
5　おわりに ……………………………………………………………………… 13

第2章　職業性ストレス簡易調査票（厚労省推奨版）の説明 ― 15

1　ストレスチェック制度と職業性ストレス簡易調査票 ……………… 16
2　職業性ストレス簡易調査票の構成 ……………………………………… 17
3　職業性ストレス簡易調査票による評価方法 ………………………… 22

第3章　ストレスチェック結果の読み取り方と面談・相談対応の進め方 ― 29

1　ストレスチェック結果の読み取り方 …………………………………… 30
2　ストレスチェック結果に基づく面談・相談対応の進め方 ………… 33

第4章　プロフィールのパターンによるストレスチェック結果の解釈 ― 47

Part 1．量的負担が主なストレッサーとなっている例 ― 48

1　事例情報 ……………………………………………………………………… 48
2　Aさんのプロフィール表 …………………………………………………… 48
3　ストレスチェック結果の読み取り ……………………………………… 49
4　相談までの過程 ……………………………………………………………… 49
5　相談時の様子 ………………………………………………………………… 50
6　本人への支援 ………………………………………………………………… 53

Part 2．質的負担が主なストレッサーとなっている例　……　**55**

- 1　事例情報　……　**55**
- 2　Bさんのプロフィール表　……　**55**
- 3　ストレスチェック結果の読み取り　……　**56**
- 4　相談までの過程　……　**56**
- 5　相談時の様子　……　**57**
- 6　本人への支援　……　**60**

Part 3．人間関係が主なストレッサーとなっている例　……　**62**

- 1　事例情報　……　**62**
- 2　Cさんのプロフィール表　……　**62**
- 3　ストレスチェック結果の読み取り　……　**63**
- 4　相談までの過程　……　**63**
- 5　相談時の様子　……　**64**
- 6　相談後の見立てと本人への支援　……　**66**

Part 4．キャリアの問題が主なストレッサーとなっている例　……　**68**

- 1　事例情報　……　**68**
- 2　Dさんのプロフィール表　……　**68**
- 3　ストレスチェック結果の読み取り　……　**69**
- 4　相談までの過程　……　**69**
- 5　相談時の様子　……　**70**
- 6　本人への支援　……　**73**

Part 5．プライベートの問題が主なストレッサーとなっている例　……　**75**

- 1　事例情報　……　**75**
- 2　Eさんのプロフィール表　……　**75**
- 3　ストレスチェック結果の読み取り　……　**76**
- 4　相談までの過程　……　**76**
- 5　相談時の様子　……　**77**
- 6　本人への支援　……　**80**

Part 6．ライフイベントが主なストレッサーとなっている例　……　**82**

- 1　事例情報　……　**82**

2　Fさんのプロフィール表 ………………………………………………………… 82
　　3　ストレスチェック結果の読み取り ……………………………………………… 83
　　4　相談までの過程 ………………………………………………………………… 83
　　5　相談時の様子 …………………………………………………………………… 83
　　6　本人への支援 …………………………………………………………………… 86

Part 7. 故意に悪く見せかけようとしていることが疑われる例 …… 88

　　1　事例情報 ………………………………………………………………………… 88
　　2　Gさんのプロフィール表 ………………………………………………………… 88
　　3　ストレスチェック結果の読み取り ……………………………………………… 89
　　4　相談までの過程 ………………………………………………………………… 89
　　5　相談時の様子 …………………………………………………………………… 90
　　6　本人への支援 …………………………………………………………………… 93

第5章　対象者のニーズに合わせたセルフケアの支援方法 — 95

Part 1. 感情のコントロール　96

　　Ⅰ　認知再構成法 …………………………………………………………………… 96
　　Ⅱ　怒りのコントロール …………………………………………………………… 103

Part 2. 人間関係の円滑化 ………………………………………………………… 112

　　Ⅰ　サポート希求 ………………………………………………………………… 112
　　Ⅱ　アサーティブネス・トレーニング …………………………………………… 118

Part 3. パフォーマンスの向上　124

　　Ⅰ　問題解決 ……………………………………………………………………… 124
　　Ⅱ　タイムマネジメント ………………………………………………………… 129

Part 4. キャリア支援　137

　　Ⅰ　キャリア ……………………………………………………………………… 137

Part 5. 動機づけの向上　144

　　Ⅰ　職務満足感 …………………………………………………………………… 144
　　Ⅱ　ジョブ・クラフティング …………………………………………………… 148

編者あとがき——ストレスチェックの活用を目指して　**157**

第 1 章

ストレスチェック制度の概要

1 はじめに

　2014年6月の改正労働安全衛生法により，50人以上の事業場におけるストレスチェックが義務化されました（厚生労働省，2014a）。労働者数50人以上の事業場では，常時使用する労働者に対して，医師，保健師等による心理的な負担の程度を把握するための検査（ストレスチェック）を実施することが，事業者の義務となったのです。検査結果は，検査を実施した医師，保健師等から直接本人に通知され，本人の同意なく事業者に提供することは禁止されます。検査の結果，一定の要件に該当する労働者から申し出があった場合，医師による面接指導を実施することが事業者の義務となります。また，申し出を理由とする不利益な取り扱いは禁止されます。事業者は面接指導の結果に基づき，医師の意見を聴き，必要に応じて就業上の措置を講じなければなりません。この制度は2015年12月1日から施行されました。

　ストレスチェック制度に関する議論は2010年から始まっていますが，もともとは企業が行う健康診断で，精神疾患に関する検査の実施を提案されたことに端を発しています。そのため，ストレスチェック制度は，うつ病等の精神疾患の早期発見を目的としたものと思われがちです。しかし，その後の専門家による検討会，労働政策審議会安全衛生分科会等の審議のなかで，その目的はストレスの状況を把握し，ストレスによる健康問題を予防しようとするものであり，精神疾患の発見ではないと位置づけられています。今回，労働安全衛生法の一部を改正する法律案を審議した衆議院厚生労働委員会は，この法案に対する附帯決議で次のように述べています。

　　ストレスチェック制度は，精神疾患の発見でなく，メンタルヘルス不調の未然防止を主たる目的とする位置付けであることを明確にし，事業者及び労働者に誤解を招くことのないようにする。……（後略）。（衆議院厚生労働委員会，2014）

ストレスチェック制度の目的は以下のように説明されています（厚生労働省，2014b）。

❶ 本人にその結果を通知して，自らのストレスの状況について気づきを促し，個々の労働者のストレスを低減させる。
❷ 検査結果を集団ごとに集計・分析し，職場におけるストレス要因を評価し，職場環境の改善につなげることで，ストレスの要因そのものを低減する。
❸ ストレスの高い者を早期に発見し，医師による面接指導につなげることで，労働者のメンタルヘルス不調を未然に防止する。

ストレスチェック制度は，メンタルヘルス不調の未然防止の段階である一次予防を強化するために，新たに導入された制度と位置づけられています。

2 ストレスチェック制度に関する法令，ツール等

改正労働安全衛生法の改正に引き続き，ストレスチェック制度に関する法令等が厚生労働省から公表されています。これらは，労働安全衛生規則の一部を改正する省令，実施者に関し厚生労働大臣が定める研修に関する告示，心理的な負担の程度を把握するための検査及び面接指導の実施並びに面接指導結果に基づき事業者が講ずべき措置に関する指針（いわゆるストレスチェック指針）（以上，2015年4月）です（厚生労働省，2014a）。さらに，労働安全衛生法に基づくストレスチェックと面接指導マニュアル（以下「マニュアル」）（2015年5月），ストレスチェックに使用する標準的な調査票として，以下のものが公表されています（厚生労働省，2014b）。

❶ 職業性ストレス簡易調査票（57項目）（日本語版と英語版）
❷ 数値基準に基づいて「高ストレス者」を選定する方法
❸ 「厚生労働省版ストレスチェック実施プログラム」
❹ 情報通信機器を用いた面接指導の実施について
❺ 外部機関にストレスチェックおよび面接指導の実施を委託する場合のチェックリスト例
❻ 医師向けの面接指導マニュアル
❼ ストレスチェック制度実施規程例

3 ストレスチェックと面接指導の手順

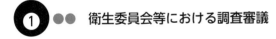
❶ 衛生委員会等における調査審議

ストレスチェック制度の流れを図1-1に示しました。ストレスチェック制度を実施する事業者は，実施にあたって衛生管理者または事業場内メンタルヘルス推進担当者等を，実務を担当する「実務担当者」（後述する「実施者」とは異なるので注意）として指名するなど，実施体制を整備することが望ましいとされています。事業場でのストレスチェック制度は，事業場の心の健康づくり計画の一環として実施されます。実施にあたり事業者は，衛生委員会等で実施体制，実施方法等（表1-1）を審議・決定し，社内規

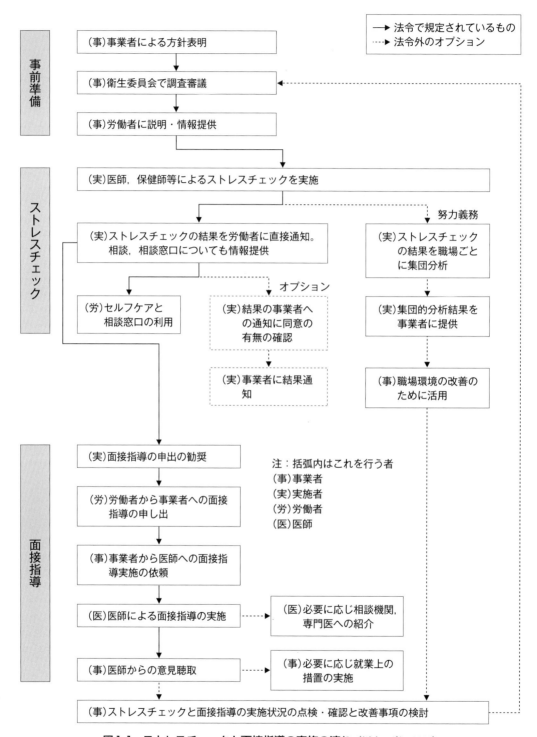

図1-1 ストレスチェックと面接指導の実施の流れ（川上・廣, 2016）

表1-1　ストレスチェック制度のために衛生委員会で調査審議すべき項目

①ストレスチェック制度の実施の目的の周知方法
②ストレスチェック制度の実施体制
③ストレスチェック制度の実施方法
④ストレスチェック結果に基づく集団ごとの集計・分析の方法
⑤ストレスチェックの受検の有無の情報の取り扱い
⑥ストレスチェック結果の記録の保存方法
⑦ストレスチェック，面接指導および集団ごとの集計・分析の結果の利用目的および利用方法
⑧ストレスチェック，面接指導および集団ごとの集計・分析に関する情報の開示，訂正，追加または削除の方法
⑨ストレスチェック，面接指導および集団ごとの集計・分析に関する情報の取り扱いに関する苦情の処理方法
⑩労働者がストレスチェックを受けないことを選択できる
⑪労働者に対する不利益な取り扱いの防止

程を定めたうえで，労働者に周知します。ストレスチェック実施後には，実施状況やそれを踏まえた実施方法の改善等について調査審議し，次回の実施に活かすことが望ましいです。なお，50人未満の事業場では，当分の間，ストレスチェックの実施は努力義務です。

❷ 実施者の選任

　ストレスチェックの企画・立案，実施，高ストレス者の判定を行う人を「実施者」と呼びます。ストレスチェックの実施者となれる人は，医師，保健師のほか，一定の研修を受けた歯科医師，看護師，精神保健福祉士，または公認心理師です（厚生労働省告示第251号に，研修の条件が記載されています）。ただし，3年以上労働者の健康管理に従事した看護師は，実施者となれます。実施者には，産業医等がなることが望ましいとされます。なお，検査を受ける労働者について，解雇，昇進または異動等に関して直接の権限を持つ監督的地位にある人は，実施者にはなれません。

　実施者の役割は，ストレスチェックの調査票の選定，当該調査票に基づくストレスの程度の評価方法および，高ストレス者の選定基準の決定について意見を述べること，ストレスチェックの結果に基づき，当該労働者が医師による面接指導を受ける必要があるか否かを確認することなどです。調査票の配布，回収，集計，入力や，受検者との連絡調整等の実施の事務については，実施事務従事者に行わせることができます。実施者やその他の実施事務従事者に対しては，労働安全衛生法第104条に基づく秘密の保持義務

が課されるので，留意する必要があります。複数人が実施者になることも想定されており，その該当者は「共同実施者」と呼ばれています。この場合，実施代表者を明示することとされています。外部機関にストレスチェックおよび面接指導の実施を委託する場合を想定して，厚生労働省からチェックリスト例が公表されています。

❸ ストレスチェックの実施方法

事業者は1年以内ごとに1回，ストレスチェックを実施します（省令）。ストレスチェックでは，質問紙またはICTを用いて調査票を労働者に配布・記入させるのが，標準的な方法です。しかし調査票の記入の後，看護職や心理職が面談を行って，最終的な高ストレス者を判断する方法も可能とされています。ストレスチェックと健康診断の問診を，同時に実施することもできます。ですが，両制度を区別するようにしなければなりません。

対象となる労働者は，常時使用される労働者です（省令）。これらは，①期間の定めのない労働契約により使用される者（期間の定めのある労働契約により使用される者であって，当該契約の契約期間が1年以上である者，ならびに契約更新により1年以上使用されることが予定されている者，および1年以上引き続き使用されている者を含む），②1週間の労働時間数が，同種の業務に従事する通常の労働者の1週間の所定労働時間数の4分の3以上である者です。マニュアルでは，1週間の所定労働時間数の4分の3未満である労働者であっても，2分の1以上である者に対しては，ストレスチェックを実施することが望ましいとしています。派遣労働者に対するストレスチェックおよび面接指導については，派遣元事業者がこれらを実施することとなっています。

❹ ストレスチェックの調査票

ストレスチェック制度で使用される調査票は，「仕事のストレス要因」「心身のストレス反応」「周囲のサポート」の三つの領域をすべて含み，数値評価するものです。一般健康診断で心身両面の自他覚症状の問診を行うことは，これまでどおり可能です。しかし，労働安全衛生法第66条第1項において，ストレスチェックは健康診断から除くこととされたため，健康診断の問診のなかで法に基づくストレスチェックを実施することはできません。

ストレスチェックの標準的な調査票は，旧労働省委託研究により開発された，職業性ストレス簡易調査票（57項目）です。また，職業性ストレス簡易調査票から23項目を選択した，より簡易な調査票もマニュアルに示されています。上述のストレスチェック調査票の定義に該当するものであれば，実施者の意見および衛生委員会等での調査審議

を踏まえて，これ以外の調査票や項目を事業場ごとに選択することもできます。

高ストレス者の選定方法は，指針で，次の①または②のいずれかの要件を満たす人とされています。

❶ 調査票のうち，「心理的な負担による心身の自覚症状に関する項目」の評価点数の合計が高い人。
❷ 調査票のうち，「心理的な負担による心身の自覚症状に関する項目」の評価点数の合計が一定以上であって，かつ，「職場における当該労働者の心理的な負担の原因に関する項目」および「職場における他の労働者による当該労働者への支援の有無に関する項目」の評価点数の合計が著しく高い人。

ストレスチェックでは，心身の自覚症状（ストレス反応）が特に高い人だけでなく，心身の自覚症状は中程度であるが，心理的な負担の原因が大きい人や職場における支援が低い人も，高ストレス者とします。職業性ストレス簡易調査票については，判定例がマニュアルで示されています。具体的な選定基準は，実施者の意見および衛生委員会等での調査審議を踏まえて，事業者が決定します。

個人のストレスチェックの結果は，本人の同意がない限り，事業者には提供されません。しかし，事業場の方針として，個人のストレスチェックの結果だけ事業者も見られるようにしたい場合には，個々に本人の同意を取ることが必要です。個人のストレスチェックの結果を事業者に提供する際の労働者の同意の取得は，以下の方法に限定されています。

❶ 結果の本人への通知後に，個々人ごとに同意の有無を確認。
❷ 本人から面接指導の申し出があった場合に，同意があったものとみなす。

事前同意やストレスチェック実施時の同意取得では，不適当とされています。

なお，ストレスチェックを受けた（「受検」という）かどうかの情報は，事業者も知ることができます。したがって事業者は，ストレスチェックを受検した人のリストを実施者から受け取り，未受検の人に受検を勧めることができます。また，高ストレスと評価された人のうち，面接指導の申し出を行わない労働者に対しては，実施者が面接指導の申し出勧奨を行うことが推奨されています。

❺ 集団分析と職場環境の改善

ストレスチェックの結果を，職場環境の改善を通じたストレスの改善につなげるため

に，集団的な集計・分析の実施と，分析結果に基づく職場環境の改善を行うことが，事業者の努力義務になりました。集団的な集計・分析は，職業性ストレス簡易調査票（57項目）または簡略版（23項目）を使用する場合は，「仕事のストレス判定図」によります。集団の集計・分析の結果は，原則として本人の同意なしに事業者が把握可能です。しかし，少数の回答者の集団分析では，回答者の個人情報が十分保護されない可能性があります。このため，回答者が少数の集団では，分析対象となる労働者全員の同意がない限り，不適当であるとされています。

事業者は実施者に，ストレスチェック結果を一定規模の集団ごとに集計・分析させ，その結果を勘案し，必要に応じて当該集団の労働者の実情を考慮して，労働時間の短縮，業務量の減少，その他の適切な措置を講じるように努めなければなりません。たとえば，管理監督者向け研修の実施，または衛生委員会等における職場環境の改善方法の検討等に活用します。この際，事業者は，実施者または実施者と連携したその他の医師，保健師，看護師もしくは精神保健福祉士，または産業カウンセラーもしくは臨床心理士等の心理職から，措置に関する意見を聴き，あるいは助言を受けること，また管理監督者による日常の職場管理で得られた情報，労働者からの意見聴取で得られた情報，および産業保健スタッフによる職場巡視で得られた情報等も，勘案することが望ましいとされています。

派遣労働者個人に対するストレスチェックの実施，本人通知，面接指導については，上述したように，派遣元が実施義務を負うことになっています。しかし，集団的な分析については，派遣先において直接雇用する労働者とともに情報を収集し，集団分析をする必要があります。このため，派遣先も，このためのストレスチェックを実施することが望ましいとされています。

❻ 面接指導の実施方法等

高ストレスと判定された労働者から事業者への面接指導の申し出があった場合，まず，この人が面接指導対象者に該当するかの確認が必要になります。これは，①当該労働者からストレスチェック結果を提出させる方法，②実施者に当該労働者の要件への該当の有無を確認する方法で行われます。

高ストレスと判定された労働者のうち，事業者への申し出の手続きを行わず，通常の産業保健活動を通じて医師による面接指導を行うことも可能ですが，その後，制度に基づく面接指導に切り替える場合には，その旨を労働者の了解を得る必要があります。

労働者から申し出があったときは，遅滞なく，面接指導を行います（省令）。マニュアルでは，申し出があってから概ね1カ月以内に実施，となっています。面接指導を実施する医師としては，当該事業場の産業医（または産業保健活動に従事している医師）が

推奨されています。外部の医師に委託する場合にも，産業医資格を有する医師に委託することが望ましいとされています。医師による面接指導はストレスチェック制度の一部であるので，その費用は事業者が負担すべきものです。

面接指導を実施する医師は，次に掲げる事項について確認することとされています。

❶当該労働者の勤務の状況（職場における当該労働者の心理的な負担の原因，および職場における他の労働者による当該労働者への支援の状況を含む）。
❷当該労働者の心理的な負担の状況。
❸当該労働者の心身の状況。

事業者は，あらかじめ面接指導を実施する医師に対して，当該労働者に関する勤務の状況や職場環境等に関する情報を提供します。しかし，高ストレスと判定された人の多くは健康な労働者であり，ただちに専門医の受診を勧奨する必要のあるものではないことに留意する必要があります。医師面接を円滑に行う参考資料として，高ストレス者を対象とする面接指導，および労働安全衛生法第66条の8の規定に基づく長時間労働者（時間外・休日労働時間が1ヵ月あたり100時間以上の者で疲労の蓄積が認められる者）を対象とする面接指導の双方に利用可能な，「長時間労働者，高ストレス者の面接指導に関する報告書・意見書作成マニュアル」が公開されています（厚生労働省，2015）。

指針では，事業者は，面接指導を実施した医師から遅滞なく意見を聴くとしています（マニュアルでは1カ月以内に行うとされています）。面接指導を行った医師から聴取する内容は，就業上の措置の必要性（通常勤務，就業制限，要休業），および必要に応じ職場環境の改善に関する意見，などがあります。面接指導の結果を医師が事業者に報告するにあたっては，「雇用管理に関する個人情報のうち健康情報を取り扱うに当たっての留意事項」（平成24年6月11日基発0611第1号）に基づき，診断名，検査値等のいわゆる生データではなく，これを加工し，事業者が対応するための必要最小限の情報として伝えることが望ましく，さらに事業者に伝える内容について労働者本人の同意を得ることが必要となります。

❼ 面接指導の申し出に対する不利益取り扱いの禁止

面接指導の申し出に対する不利益取り扱いは禁止されています（労働安全衛生法第66条の10第3項）。また，ストレスチェックの結果のみによる不利益な取り扱いも禁止されています（指針）。さらに，ストレスチェックを受検しないことなどを理由とした不利益取り扱い（ストレスチェックを受検しないこと，ストレスチェック結果を事業者に提供することへの不同意，要件を満たしているのに面接指導の申し出をしないことを

含む）も禁止されています。面接指導の結果を理由とした不利益な取り扱い（法令上求められる手順に従わず不利益な取り扱いを行うこと，医師の意見と著しく内容・程度の異なる措置，解雇，契約の不更新，退職勧奨，不当な配置転換・職位変更等，労働関係法令の定めに反する措置を含む）も禁止されています。

 実施状況報告と記録の保存

常時 50 人以上の労働者を使用する事業者は，1 年以内ごとに 1 回，定期的に，心理的な負担の程度を把握するための検査結果等報告書を，所轄労働基準監督署長に提出しなければなりません。個人のストレスチェックの結果は，事業者が実施者に 5 年間保存させます。労働者の同意により，実施者から事業者に提供された結果は，事業者が 5 年間保存しなければなりません。医師による面接指導の結果，集団ごとの集計・分析結果は，事業者が 5 年間保存します。

4 ストレスチェックの運用のポイント

 ストレスチェック制度の実施体制の整備

ストレスチェック制度導入・運用のポイントを，表 1-2 に示しました。ストレスチェック制度は新しい制度であり，そのために新しい体制を作る必要があります。衛生委員会では多くのことを決めなくてはいけません。衛生委員会でストレスチェック制度の実施方法等を決めた場合には，衛生委員会の議事録に記録を残すことが必要です。ストレスチェック制度は，事業場の総合的な心の健康づくり計画に組み込まれるべきです。これまでの心の健康づくり計画を見直し，ストレスチェック制度をこのなかに含めるように計画を拡充することが求められます。新しい心の健康づくり計画は，ストレスチェック制度と関連して，このほかの実施事項が効果的に運用されるように工夫します。また，衛生委員会を活用して，ストレスチェック制度の評価と改善を行う仕組みを作っておくことが求められます。

② ストレスチェック制度の目的の周知と受検の勧奨

ストレスチェック制度が効果を上げるかどうかは，従業員が多数ストレスチェックに参加してくれるかどうかにかかっています。メディア等がストレスチェックの目的を，うつ病等の第二次予防（早期発見）として報じたことがあり，そのために従業員がこの

表1-2　ストレスチェック制度導入・運用のポイント

1. ストレスチェック制度の実施体制の整備
   - （安全）衛生委員会での審議，規程の作成，議事録への反映。
   - 心の健康づくり計画のなかに位置づけ，PDCAサイクルによる見直し，改善を行う。
2. ストレスチェック制度の目的の周知と受検の勧奨
   - 第一次予防（未然防止）が目的であることの十分な周知。
   - 労働者に関心を持ってもらう工夫を考える（「健康いきいき調査」など，ポジティブな名称で実施するなど）。
3. ストレスチェック制度を実効性のあるものにする
   - 義務化された活動に加えて，職場環境改善（努力義務）とセルフケア（推奨項目）を組み込む。
4. 集団分析と職場環境改善
   - 「悪い職場探し」にならないように，ポジティブな職場づくりのきっかけと位置づけ，管理監督者を職場環境改善に動機づける。
5. 記録の取り扱い方法の検討
   - セキュリティ管理を厳重に行い，ネットワークを介した情報の流出がないように注意する。
6. 不利益な取り扱いの防止，苦情への対応
   - 不利益取り扱いについて管理監督者に情報提供，注意喚起を行う。
   - 不利益取り扱いの申し出の対応窓口や体制を明確にする。

制度の目的を誤解している可能性があります。そのため，第一次予防（未然防止）を目的とした制度であることを，十分周知することが大事です。また，毎年同じ内容のストレスチェックを繰り返していますと，参加率は減少していきます。毎年，その年のトピックスに合わせて新しい項目を追加し，職員に報告するなど，従業員に関心を持ってもらう工夫が必要です。ストレスチェックを「健康いきいき調査」など，ポジティブな名称で実施しようとする事業場もあります。

ストレスチェック制度を実効性のあるものにする

少々意外かもしれませんが，これまでの研究は，ストレスチェックの結果を労働者に通知するだけでは，労働者のストレスは改善しないことを示しています（Kawakami & Tsutsumi, 2016）。メンタルヘルス不調のリスクの高い人に対する医師による面接指導が，労働者のメンタルヘルス不調を未然に防止するうえで有効であるかどうかについて，科学的根拠はありません。おそらく個々の医師の技量によるでしょう。ストレスチェック制度で義務化されているこの二つの活動には，その効果を示す科学的根拠はな

いのです。

一方，ストレスチェック制度で努力義務化された集団分析と職場環境改善，およびマニュアルで推奨されている高ストレスの労働者へのセルフケアの情報や相談については，その効果を示す科学的根拠があります（Kawakami & Tsutsumi, 2016）。ストレスチェック制度を事業場のメンタルヘルス不調の予防のうえで効果的に運用するには，義務化された活動に加えて，職場環境改善とセルフケアをどう組み込むかがポイントになります。

❹ 集団分析と職場環境改善

ストレスチェック制度では，ストレスチェックの結果を集団分析して職場のストレスを数値化し，これに基づいて職場環境等の改善を行うことが努力義務化されました。しかし，その方法については明確な規定はありません。

職場環境等の改善の進め方には，いくつかの方法があります（厚生労働省，2014b）。まず，①衛生委員会において，ストレスチェックの集団分析の結果をもとに職場環境等を評価し，組織体制や制度を見直したり，関連部署に具体的な対策を指示したりする方法があります。この際に，衛生委員会は産業保健スタッフ等に助言を求めることが望まれます。次に，②管理監督者に対してその部署のストレスチェックの集団分析の結果を示し，各部署で管理監督者が中心となり，自主的に対策を立案し実施するように求める方法もあります。産業保健スタッフが管理監督者に対して，集団分析の読み方や職場環境等の評価・改善を支援することが望まれます。最後に，③従業員参加型の職場環境改善は，部署ごとのストレスチェックの集団分析の結果をもとに，管理監督者が従業員と話し合いながら職場環境等の評価と改善を行う方法です。従業員による1～2時間の職場環境改善ワークショップを開催する方法が一般的です（吉川ら，2007）。職場環境改善のうちでは，最も効果があるとされています。このなかから，各事業場で実施可能な方法を選択することになります。

しかし，ストレスチェックによる職場環境等の評価では，しばしば「悪い職場」探しになってしまう傾向があります。結果が良くなかった職場の管理監督者の立場にも配慮しながら，集団分析の結果を誰がどこまで見ることができるのかについて，ルールを作る必要があります。また，たとえば職場環境等の評価をむしろポジティブな職場づくりのきっかけと位置づけることで，管理監督者を動機づけ，円滑に職場環境の改善を進めることが可能になります。

❺ 記録の取り扱い方法の検討

　ストレスチェック制度では，受検の有無，結果の記録の保存，面接指導，集団分析結果等，さまざまな情報が存在し，それぞれに情報や記録の取り扱いが異なってきます。ストレスチェック制度における労働者の個人情報が，適切に保護されるような体制を構築することが必要です。個人のストレスチェック結果の保管には特に留意する必要があり，実施者・実施補助者以外の人の目に触れることがないように管理される必要があります。ストレスチェック結果は電子データでの保管も可とされていますが，その場合にはセキュリティ管理を厳重に行い，ネットワークを介した情報の流出がないように，十分な注意が求められます。

❻ 苦情の処理方法，不利益な取り扱いの防止

　ストレスチェック制度では，不利益な取り扱いの防止が既定されており，苦情申立ての窓口を設置することも検討することになっています。これは従来の産業保健制度にはないシステムであり，忘れがちになるので注意しておきたいものです。ストレスチェックに関する個人情報が漏洩したことにより不利益を受けた，あるいは医師面接の後の就労上の配慮において不利益を受けた，との従業員からの申し立てを受け付け，精査して，適切な対処を行う体制の整備が必要になります。

5　おわりに

　改正労働安全衛生法により，50人以上の事業場で義務化されたストレスチェック制度は，これまでになかった新しい制度であり，メンタルヘルス不調者の予防への効果が期待されます。今回の制度は，運用に細かな規程がある一方で，ストレスチェックの調査票，高ストレスの判定方法やセルフケア情報提供の方法，職場環境改善の進め方等，多くの点で事業場に裁量権を与えています。その効果を十分に引き出すためには，この制度を法で示されたままに定型的に実施するだけでなく，事業場での創意工夫を加えることが重要になります。特に，労働者や管理監督者がストレスチェック制度に関心を持ち，積極的に参加してくれるようにするための工夫を考えることが大事です。

【文献】
川上憲人・廣尚典（2016）．ストレスチェック制度とは　日本産業精神保健学会（編）　ここが知りたい

職場のメンタルヘルスケア――精神医学の知識＆精神医療との連携法［改訂第2版］　南山堂　pp.323-330.

Kawakami, N. & Tsutsumi, A. (2016). The Stress Check Program: A new national policy for monitoring and screening psychosocial stress in the workplace in Japan. *Journal of Occupational Health*, **58**, 1-6.

厚生労働省（2014a）．労働安全衛生法の改正について〈http://www.mhlw.go.jp/stf/seisakunitsuite/bunya/koyou_roudou/roudoukijun/anzen/an-eihou/〉

厚生労働省（2014b）．労働安全衛生法に基づくストレスチェック制度実施マニュアル〈http://www.mhlw.go.jp/bunya/roudoukijun/anzeneisei12/〉

厚生労働省（2015）．長時間労働者――高ストレス者の面接指導に関する報告書・意見書作成マニュアル〈http://www.mhlw.go.jp/bunya/roudoukijun/anzeneisei12/manual.html〉

衆議院厚生労働委員会（2014）．労働安全衛生法の一部を改正する法律案に対する附帯決議（平成26年6月18日）〈http://www.mhlw.go.jp/file/05-Shingikai-12602000-Seisakutoukatsukan-Sanjikanshitsu_Roudouseisakutantou/0000052432.pdf〉

吉川徹・川上憲人・小木和孝・堤明純・島津美由紀・長見まき子・島津明人（2007）．職場環境改善のためのメンタルヘルスアクションチェックリストの開発　産業衛生学雑誌，**49**，127-142.

第2章

職業性ストレス簡易調査票
(厚労省推奨版) の説明

1 ストレスチェック制度と職業性ストレス簡易調査票

　ストレスチェック制度においては，事業者は労働者に，心理的な負担の程度を把握するための検査を行わなければならないとされています。その検査には，次の三つの領域に関する項目を含めることとされています。

　❶職場における当該労働者の心理的な負担の原因に関する項目
　❷当該労働者の心理的な負担による心身の自覚症状に関する項目
　❸職場における他の労働者による当該労働者への支援に関する項目

　これらの3領域の項目を含んだものとして，事業者がストレスチェックに用いる際に推奨されている調査票が，「職業性ストレス簡易調査票」です（下光，2005。以下，簡易調査票と略記）。

　簡易調査票は，職場で比較的簡便に使用できる自己記入式のストレス調査票です。この調査票には，次のような特徴があるとされています（下光，2005）。

⑴　仕事のストレス要因，心身のストレス反応，および修飾要因（後述）が同時に測定できる，多軸的な調査票。
⑵　ストレス反応は，心理的反応ばかりでなく，身体的反応（身体愁訴）も測定できる。
⑶　心理的ストレス反応は，ネガティブな反応ばかりでなく，ポジティブな反応も評価できる。
⑷　あらゆる業種の職場で使用できる。
⑸　項目数が57項目と少なく，約10分で回答できるため，労働の現場で簡便に使用できる。

　簡易調査票の内容と，ストレスチェック制度の項目とは以下のように対応します。

❶仕事のストレス要因——職場における当該労働者の心理的な負担の原因に関する項目。
❷心身のストレス反応——当該労働者の心理的な負担による心身の自覚症状に関する項目。
❸周囲のサポート（上司と同僚）——職場における他の労働者による当該労働者への支援に関する項目。

2 職業性ストレス簡易調査票の構成

簡易調査票は，仕事のストレス要因，心身のストレス反応，および修飾要因（周囲のサポート，仕事と生活の満足度）から構成されます。仕事のストレス要因は9尺度17項目，心身のストレス反応は6尺度29項目，修飾要因は5尺度11項目となります。概要を図2-1，各尺度の内容を表2-1，資料2-1として簡易調査票を示します。

仕事のストレス要因は，「仕事の負担」にあたる5尺度（①～⑤），「仕事の資源」にあたる4尺度（⑥～⑨）と，二つに分けられます。「仕事の負担」が多いほど，ストレス要因があると判断されます。一方，「仕事の資源」が少ないほど，ストレス要因があると判断されます。たとえば，⑥仕事のコントロール度については，コントロールが低いほど，ストレス要因であることになります。

心身のストレス反応には，①「活気」というポジティブな気分を示す尺度が含まれます。これは，活気がない場合にストレス反応があると判断されます。それ以外（②～⑥）は，それぞれの得点が高い場合にストレス反応が高いと判断されます。また，ストレス反応には心理的な内容だけではなく，⑥「身体愁訴」のように身体的なストレス反応も含みます。

修飾要因の「修飾」とは，ストレス要因と心身のストレス反応との関係を変化させる要因という意味です。つまり一般的には，ストレス要因の得点が高ければストレス反応

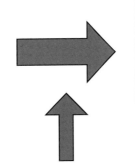

図2-1 職業性ストレス簡易調査票の概要

の得点も高いという相関関係が想定されますが，仕事のストレス要因が高くても修飾要因の得点が高ければ，ストレス反応は高まらないと考えられています。つまり，ストレス要因が高くても，サポートがある場合や，仕事や家庭に満足している場合には，ストレス反応が生じにくいということです。

このように，ストレス要因とストレス反応の間にあって，両者の関係を変化させる要因と想定されているのが修飾要因です。簡易調査票では，「周囲（上司，同僚，家族や友人）のサポート（①〜③）」と，「仕事と家庭生活の満足度（④と⑤）」が該当します。

表2-1　職業性ストレス簡易調査票の尺度の説明（川上，2012を一部修正）

グループ	尺度名	説明	項目例
仕事のストレス要因	①心理的な仕事の負担（量）	仕事の量が多いことや，時間内に仕事を処理しきれないことによる，業務負担のこと。	非常にたくさんの仕事をしなければならない。
	②心理的な仕事の負担（質）	仕事で求められる注意集中の程度，知識，技術の高さなど，質的な業務負担のこと。	かなり注意を集中する必要がある。
	③自覚的な身体的負担度	仕事でからだを動かす必要があるなど，身体的な業務負担のこと。	からだを大変よく使う仕事だ。
	④職場の対人関係でのストレス	部署内での意見の相違，あるいは部署間の対立など，対人関係に関する負担のこと。	私の職場の雰囲気は友好的である。
	⑤職場環境によるストレス	騒音，照明，温度，換気などの物理的な職場環境の問題による負担のこと。	私の職場の作業環境（騒音，照明，温度，換気など）は良くない。
	⑥仕事のコントロール度	仕事の内容，予定，手順などを，自分で決められる程度のこと。仕事の負担の高い状況とコントロール度の低い状況とが重なると，ストレス度が高くなる。	自分で仕事の順番・やり方を決めることができる。
	⑦技能の活用度	持っている技術，知識，技能，資格などが仕事で活用されていること。	自分の技能や知識を仕事で使うことが少ない。
	⑧仕事の適性度	仕事の内容が自分に向いている，合っていること。	仕事の内容は自分に合っている。
	⑨働きがい	仕事の意義が認識でき，働きがいを感じていること。	働きがいのある仕事だ。

心身のストレス反応	①活気	活気，元気，いきいきなどのポジティブな感情。ワーク・エンゲイジメントと異なり，必ずしも仕事と関連した活気ではない。	活気がわいてくる。
	②イライラ感	怒り，立腹，イライラなどの症状。	イライラしている。
	③疲労感	疲れ，へとへと，だるさなどの疲労に関連した症状。	へとへとだ。
	④不安感	気が張りつめている，不安，落ち着かないなどの，不安に関する症状。	落ち着かない。
	⑤抑うつ感	ゆううつ感，おっくうさ，集中力の低下など，気分と気力の低下に関する症状。	ゆううつだ。
	⑥身体愁訴	身体的な症状の合計。	よく眠れない。
修飾要因	①上司からのサポート	上司が話しかけやすく，頼りになり，相談にのってくれるなど，上司が部下に行う支援。	（上司と）どのくらい気軽に話ができますか？
	②同僚からのサポート	同僚が話しやすく，頼りになり，相談にのってくれるなど，同僚同士での支援。	（同僚と）どのくらい気軽に話ができますか？
	③家族・友人からのサポート	配偶者，家族，友人などから受けられる支援。	あなたが困ったとき，次の人たちはどのくらい頼りになりますか？（配偶者，家族，友人など）
	④仕事の満足度	仕事に関する全般的な満足度。	仕事に満足だ。
	⑤家庭の満足度	家庭生活に関する全般的な満足度。	家庭生活に満足だ。

資料2-1 職業性ストレス簡易調査票

A．あなたの仕事についてうかがいます。最もあてはまるものに○を付けてください。

	そうだ	まあそうだ	ややちがう	ちがう
1．非常にたくさんの仕事をしなければならない	1	2	3	4
2．時間内に仕事が処理しきれない	1	2	3	4
3．一生懸命働かなければならない	1	2	3	4
4．かなり注意を集中する必要がある	1	2	3	4
5．高度の知識や技術が必要なむずかしい仕事だ	1	2	3	4
6．勤務時間中はいつも仕事のことを考えていなければならない	1	2	3	4
7．からだを大変よく使う仕事だ	1	2	3	4
8．自分のペースで仕事ができる	1	2	3	4
9．自分で仕事の順番・やり方を決めることができる	1	2	3	4
10．職場の仕事の方針に自分の意見を反映できる	1	2	3	4
11．自分の技能や知識を仕事で使うことが少ない	1	2	3	4
12．私の部署内で意見のくい違いがある	1	2	3	4
13．私の部署と他の部署とはうまが合わない	1	2	3	4
14．私の職場の雰囲気は友好的である	1	2	3	4
15．私の職場の作業環境（騒音，照明，温度，換気など）はよくない	1	2	3	4
16．仕事の内容は自分にあっている	1	2	3	4
17．働きがいのある仕事だ	1	2	3	4

B．最近1カ月間のあなたの状態についてうかがいます。最もあてはまるものに○を付けてください。

	ほとんどなかった	ときどきあった	しばしばあった	ほとんどいつもあった
1．活気がわいてくる	1	2	3	4
2．元気がいっぱいだ	1	2	3	4
3．生き生きする	1	2	3	4
4．怒りを感じる	1	2	3	4
5．内心腹立たしい	1	2	3	4
6．イライラしている	1	2	3	4
7．ひどく疲れた	1	2	3	4
8．へとへとだ	1	2	3	4
9．だるい	1	2	3	4
10．気がはりつめている	1	2	3	4
11．不安だ	1	2	3	4
12．落ち着かない	1	2	3	4
13．ゆううつだ	1	2	3	4
14．何をするのも面倒だ	1	2	3	4
15．物事に集中できない	1	2	3	4

	ほとんどなかった	ときどきあった	しばしばあった	ほとんどいつもあった
16. 気分が晴れない	1	2	3	4
17. 仕事が手につかない	1	2	3	4
18. 悲しいと感じる	1	2	3	4
19. めまいがする	1	2	3	4
20. 体のふしぶしが痛む	1	2	3	4
21. 頭が重かったり頭痛がする	1	2	3	4
22. 首筋や肩がこる	1	2	3	4
23. 腰が痛い	1	2	3	4
24. 目が疲れる	1	2	3	4
25. 動悸や息切れがする	1	2	3	4
26. 胃腸の具合が悪い	1	2	3	4
27. 食欲がない	1	2	3	4
28. 便秘や下痢をする	1	2	3	4
29. よく眠れない	1	2	3	4

C．あなたの周りの方々についてうかがいます。最もあてはまるものに○を付けてください。

	非常に	かなり	多少	全くない
次の人たちはどのくらい気軽に話ができますか？				
1．上司	1	2	3	4
2．職場の同僚	1	2	3	4
3．配偶者，家族，友人など	1	2	3	4
あなたが困った時，次の人たちはどのくらい頼りになりますか？				
4．上司	1	2	3	4
5．職場の同僚	1	2	3	4
6．配偶者，家族，友人など	1	2	3	4
あなたの個人的な問題を相談したら，次の人たちはどのくらい聞いてくれますか？				
7．上司	1	2	3	4
8．職場の同僚	1	2	3	4
9．配偶者，家族，友人など	1	2	3	4

D．満足度について

	満足	まあ満足	やや不満足	不満足
1．仕事に満足だ	1	2	3	4
2．家庭生活に満足だ	1	2	3	4

3 職業性ストレス簡易調査票による評価方法

① 「高ストレス者」の選定

簡易調査票による「高ストレス者」の選定にあたっては，各尺度の点数を算出し，合計する必要があります。

簡易調査票は点数を逆転させて計算する項目が多数あるため，注意が必要です。もともと，「そうだ／まあそうだ／ややちがう／ちがう」の順に，「1／2／3／4」の数字が割り振られているので，該当する（「そうだ」）ほど低い数値が，該当しない（「ちがう」）ほど高い数値が割り当てられています。つまり，逆方向になっています。

これらを，「心身のストレス反応」の項目は，ストレス反応が高いほうを4点，低いほうを1点，「仕事のストレス要因」の項目は，ストレス要因が高いほうを4点，低いほうを1点，「周囲のサポート」の項目は，サポートが高いほうを1点，低いほうを4点と計算し直します。サポートは低いほどストレス要因が高いことを示すので，サポートが低いほうを4点とします。

そのうえで，簡易調査票においては，以下の基準で「高ストレス者」を選定します。

高ストレス者の選定基準を図2-2に示します。この図は，縦軸がストレス反応です。ストレス反応の項目は29項目あり，1～4点と採点されるため，最低点は29点（すべて1点の場合），最高点が116点（すべて4点の場合）となります。得点が高いほどストレス反応が高いことを意味します。一方，横軸はストレス要因と周囲のサポートの合計点です。前述するように，周囲のサポート（上司と同僚）がない場合に，ストレス要因は高いと判断されます。横軸に該当する項目は26項目あるため，最低点は26点，最高点は104点となります。

図2-2から，以下の二つの領域に入る場合に「高ストレス者」と選定されます。

❶「心身のストレス反応」に関する項目の評価点の合計が高い人。具体的には，77点以上の人（図2-2の㋐の

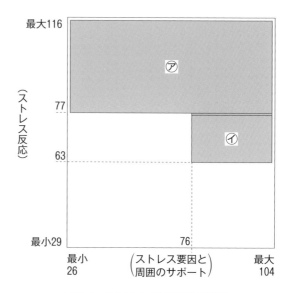

図2-2　高ストレス者選定の基準

領域)。
❷「心身のストレス反応」に関する項目の評価点の合計が一定以上であり，かつ「仕事のストレス要因」および「周囲のサポート」に関する項目の評価点の合計が著しく高い人。具体的には，「仕事のストレス要因」と「周囲のサポート」の合計点数が76点以上で，「心身のストレス反応」の合計点数が63点以上の人（図2-2の㋑の領域）。

①に該当する人は，ストレス反応が高い人です。「仕事のストレス要因」の高低にかかわらず，ストレス反応が一定以上の高さであれば，「高ストレス者」と評価します。②に該当する人は，ストレス反応はやや高い程度ですがストレス要因が非常に高く，負担の原因を多く抱えていると考えられる人です。そのため「高ストレス者」の領域に含めます。

なお，「高ストレス者」と評価する際に，57項目のうち「仕事や生活の満足度」に関する2項目は含まれていません。ただし，労働者の状況をアセスメントする際の情報としては活用できます。

 ●● **尺度プロフィールによる評価方法**

労働者の各尺度の得点を，労働者のデータベースによる基準値に基づいて，5段階評価で示すことができます。このような5段階評価によって結果を示すことは，従業員のストレスへの気づきにつながり，セルフケアに役立つと考えられます。

表2-2は素点換算表です。この表は，各尺度の項目得点を合計して5段階評価に換算する際に使用します。5段階評価の得点基準は，5段階に分けたときの比率が順に7%，24%，38%，24%，7%に近くなるように定められています。これは，偏差値に換算して65，55，45，35で五つに区分した場合の比率です。ただし，項目数が少ない尺度の場合は，比率に偏りが生じる場合もあります。

これらの5段階評価の結果は，表2-3のような表形式のプロフィールや，図2-3のようなレーダーチャートによって示すことができます。

表2-3に示される表形式のプロフィールは，5段階評価で点数が高い／多いほど右側に，点数が低い／少ないほど左側に○が付けられます。ここでも，内容を逆転させて読み取る必要がある尺度が混じっているため，注意が必要です。表のグレーゾーンの位置が右側にある場合，点数が高い／多いほど，ストレス要因やストレス反応が高いと評価されます。一方，グレーゾーンが左側の場合，点数が低い／少ないほど，ストレス要因やストレス反応が高いと評価されます。○印がグレーゾーンに入っている場合は，ストレス要因やストレス反応が特に高いと判断されます。

表2-2 素点換算表（職業性ストレス簡易調査票57項目を用いる場合）

尺度	計算 （No.は質問項目番号）	得点	男性					女性				
			低い／少ない	やや低い／少ない	普通	やや高い／多い	高い／多い	低い／少ない	やや低い／少ない	普通	やや高い／多い	高い／多い
			上段：質問項目合計得点 下段は分布（n=15,933）					上段：質問項目合計得点 下段は分布（n=8,447）				

【ストレスの原因と考えられる因子】

尺度	計算	男性 低い	やや低い	普通	やや高い	高い	女性 低い	やや低い	普通	やや高い	高い
心理的な仕事の負担（量）	15-(No.1+No.2+No.3)	3-5	6-7	8-9	10-11	12	3-4	5-6	7-9	10-11	12
		7.2%	18.9%	40.8%	22.7%	10.4%	6.6%	20.4%	51.7%	15.6%	5.8%
心理的な仕事の負担（質）	15-(No.4+No.5+No.6)	3-5	6-7	8-9	10-11	12	3-4	5-6	7-8	9-10	11-12
		4.5%	20.6%	43.4%	25.7%	5.7%	4.9%	17.5%	38.2%	29.1%	10.3%
自覚的な身体的負担度	5-No.7		1	2	3	4		1	2	3	4
			33.8%	39.3%	18.7%	8.2%		37.0%	33.7%	19.7%	9.6%
職場の対人関係でのストレス	10-(No.12+No.13)+No.14	3	4-5	6-7	8-9	10-12	3	4-5	6-7	8-9	10-12
		5.7%	24.8%	47.5%	17.6%	4.5%	7.3%	26.8%	41.0%	18.4%	6.4%
職場環境によるストレス	5-No.15		1	2	3	4	1		2	3	4
			25.1%	38.0%	23.1%	13.8%	17.7%		31.7%	28.8%	21.7%
仕事のコントロール度	15-(No.8+No.9+No.10)	3-4	5-6	7-8	9-10	11-12	3	4-5	6-8	9-10	11-12
		5.4%	16.6%	37.1%	32.4%	8.5%	5.5%	16.0%	48.8%	23.3%	6.3%
技能の活用度	No.11	1	2	3	4		1	2	3	4	
		4.5%	18.2%	49.4%	27.9%		9.1%	26.7%	45.6%	18.6%	
仕事の適性度	5-No.16	1	2	3		4	1	2	3		4
		6.4%	23.3%	54.9%		15.4%	9.3%	25.9%	49.7%		15.1%
働きがい	5-No.17	1	2	3		4	1	2	3		4
		7.3%	24.2%	51.4%		17.0%	13.1%	29.3%	44.5%		13.1%

【ストレスによっておこる心身の反応】

尺度	計算	男性 低い	やや低い	普通	やや高い	高い	女性 低い	やや低い	普通	やや高い	高い
活気	No.1+No.2+No.3	3	4-5	6-7	8-9	10-12	3	4-5	6-7	8-9	10-12
		10.9%	14.3%	41.6%	24.5%	8.7%	13.4%	19.2%	37.3%	21.3%	8.8%
イライラ感	No.4+No.5+No.6	3	4-5	6-7	8-9	10-12	3	4-5	6-8	9-10	11-12
		10.3%	20.9%	38.2%	22.7%	7.8%	7.6%	18.2%	45.1%	20.3%	8.8%
疲労感	No.7+No.8+No.9	3	4	5-7	8-10	11-12	3	4-5	6-8	9-11	12
		9.7%	12.2%	47.4%	23.3%	7.4%	6.2%	23.2%	40.1%	23.1%	7.4%
不安感	No.10+No.11+No.12	3	4	5-7	8-9	10-12	3	4	5-7	8-10	11-12
		8.3%	14.9%	51.9%	17.8%	7.1%	12.3%	15.6%	44.7%	21.6%	5.8%
抑うつ感	No.13～No.18の合計	6	7-8	9-12	13-16	17-24	6	7-8	9-12	13-17	18-24
		15.1%	21.6%	40.6%	16.2%	6.5%	12.4%	18.9%	39.3%	22.3%	7.2%
身体愁訴	No.19～No.29の合計	11	12-15	16-21	22-26	27-44	11-13	14-17	18-23	24-29	30-44
		5.3%	31.0%	40.5%	15.9%	7.4%	8.3%	23.6%	38.6%	21.7%	7.8%

【ストレス反応に影響を与える他の因子】

尺度	計算	男性 低い	やや低い	普通	やや高い	高い	女性 低い	やや低い	普通	やや高い	高い
上司からのサポート	15-(No.1+No.4+No.7)	3-4	5-6	7-8	9-10	11-12	3	4-5	6-7	8-10	11-12
		6.9%	27.0%	32.8%	24.7%	8.7%	7.5%	22.0%	38.9%	26.7%	4.9%
同僚からのサポート	15-(No.2+No.5+No.8)	3-5	6-7	8-9	10-11	12	3-5	6-7	8-9	10-11	12
		6.1%	32.4%	39.9%	16.3%	5.3%	8.1%	31.3%	35.3%	17.9%	7.4%
家族や友人からのサポート	15-(No.3+No.6+No.9)	3-6	7-8	9	10-11	12	3-6	7-8	9	10-11	12
		6.9%	13.9%	20.3%	28.4%	30.6%	4.4%	10.6%	16.0%	28.6%	40.4%
仕事や生活の満足度	10-(No.1+No.2)	2-3	4	5-6	7	8	2-3	4	5-6	7	8
		5.0%	12.3%	57.2%	17.4%	8.1%	6.4%	15.4%	57.8%	15.4%	5.0%

表2-3 表形式のプロフィール表示例

A　殿

社員No. ○

	低い／少ない	やや低い／少ない	普通	やや高い／多い	高い／多い
【ストレスの原因と考えられる因子】					
心理的な仕事の負担（量）			○		
心理的な仕事の負担（質）					○
自覚的な身体的負担度			○		
職場の対人関係でのストレス					○
職場環境によるストレス				○	
仕事のコントロール度★	○				
あなたの技能の活用度★	○				
あなたが感じている仕事の適性度★		○			
働きがい★		○			
【ストレスによっておこる心身の反応】					
活気★		○			
イライラ感					○
疲労感					○
不安感				○	
抑うつ感					○
身体愁訴					○
【ストレス反応に影響を与える他の因子】					
上司からのサポート★	○				
同僚からのサポート★		○			
家族や友人からのサポート★			○		
仕事や生活の満足度★			○		

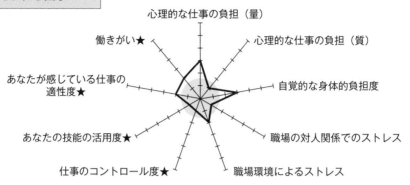
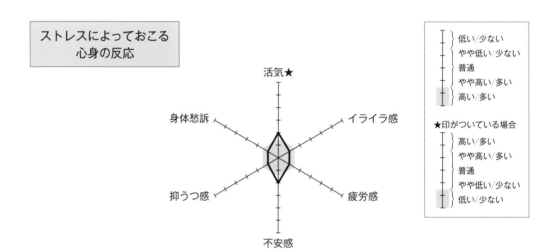
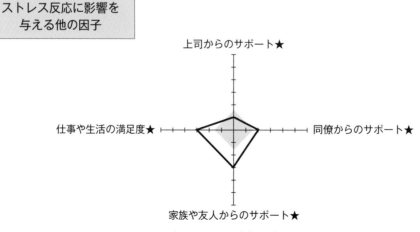

図2-3　レーダーチャート形式のプロフィール表示例

資料 2-2　あなたのストレスプロフィールについて

A　殿

社員No.　○

　ご回答いただいたストレス調査票の結果から，"あなたのストレスプロフィール"を作成しました。このプロフィールから，あなたのストレスの状態をおおよそ把握していただくことができると思います。結果をご覧いただき，ご自分の心の健康管理にお役立てください。

　詳しいストレス度や，それに伴うこころの問題については，この結果のみで判断することはできません。ご心配な方は専門家にご相談ください。

別紙「あなたのストレスプロフィール」にお示しいたしましたが，

あなたのストレス状況はやや高めな状態にあることがうかがわれます。

　ストレスの状態が続くと，心や身体がストレスの原因に対して反応し，その結果として，気分が落ち込む，イライラ感がつのる，疲れる，元気がないといった症状が現れます。このような症状は気分だけでなく，体の不調として現れてくることもあります。ストレスは，急に仕事が忙しくなったり，ストレスの原因となる要素（仕事に関連したものや，ご家庭での問題）が重なると，急にあなたに重くのしかかってくる可能性もあります。

　あなたの場合，イライラ感・疲労感・抑うつ感が高く，身体愁訴が多いようです。
　あなたの仕事でのストレスの原因となりうる因子では，仕事の質的負担，対人関係上のストレスが高く，仕事のコントロール度が低いようです。

　仕事の量が多い，仕事がキビシイと考えている人は，もう一度自分の仕事量を見直し，上司，同僚と仕事内容について相談することをお勧めします。周囲の人に協力をあおぐことにより，事態が解決するかもしれません。仕事のコントロール度は，自分で仕事の予定や手順を決めることができないとき，「仕事のコントロール度」が低くなります。たとえば，周囲のスピードや上司の予定に合わせて仕事をするとか，急な仕事の変更がよく起こるために予定が立てられない状況などです。仕事のやり方をうまくして負担量を軽減することができないか，仕事の進め方を自分で決定できる部分がもっとないか，を考えてみてください。それが無理な場合は，仕事からストレスを多く受けていることを自覚して，勤務時間外や休日はなるべく仕事を持ち帰らず，リフレッシュに努めましょう。また，一人で悩みを抱え込まずに，周囲に悩みを相談することもよいでしょう。産業医や専門家に相談することも一つの方法です。専門的な助言を受けることによって，自分では気がつかなかった解決法が見つかることもあるでしょう。

一方，レーダーチャートでの評価は，高ストレスであるほどレーダーチャートの内側にプロットされます。したがって，高ストレスであるほどレーダーチャートの面積は小さくなります。ストレスが少なく健康的であるほど，レーダーチャートの面積は大きくなります。一般的には，高ストレスであるほどレーダーチャートが大きいと考える人もいるため，説明には注意が必要です。

　一般的には，プロフィールだけでは結果の理解は難しいので，説明を付ける必要があるでしょう。表 2-3，図 2-3 の結果に添付される結果説明用文書を，資料 2-2 として示しました。面接の際には，プロフィールの説明とともに，結果説明用文書の内容についても要点を説明するとよいでしょう。

【文献】

川上憲人（主任研究者）(2012). 平成 21〜23 年度厚生労働科研費「労働者のメンタルヘルス不調の第一次予防の浸透手法に関する調査研究」研究成果物（https://mental.m.u-tokyo.ac.jp/jstress/NBJSQ/3 新職業性ストレス簡易調査票_推奨尺度の説明.doc）(2016 年 4 月 25 日確認)

下光輝一（研究代表者）(2005). 職業性ストレス簡易調査票を用いたストレスの現状把握のためのマニュアル　平成 14 年〜16 年度厚生労働科学研究費補助金労働安全衛生総合研究「職場環境等の改善によるメンタルヘルス対策に関する研究」研究成果物（http://www.tmu-ph.ac/topics/pdf/manual2.pdf）(2016 年 4 月 25 日確認)

第 3 章

ストレスチェック結果の読み取り方と面談・相談対応の進め方

1 ストレスチェック結果の読み取り方

ここでは，ストレスチェックの個人結果の読み取り方法を説明します。

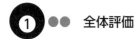 **全体評価**

まず，「心身のストレス反応」「仕事のストレス要因（サポート含む）」の二つを中心に，全体評価を行います。高ストレス者の選定基準には，「心身のストレス反応が非常に高い場合」「ストレス反応はやや高い程度だが，仕事のストレス要因（サポート含む）が非常に高い場合」の二通りがあります（第2章の図2-2参照）。「心身のストレス反応が非常に高い場合」には，「仕事のストレス要因」が高い場合と低い場合があるので，大きくは以下の三通りの結果が予想されます。それぞれの読み取り方を説明します。

A.「心身のストレス反応が非常に高い」かつ「仕事のストレス要因」も高い

仕事のストレス要因の多くが該当し，非常に負担が大きく，心身の不調も発生し，本人にも自覚がある場合が多いです。ただし，多くの方々は負担や不調を感じながらも日々働いていらっしゃるので，すぐに専門医の受診を勧める必要があるかどうかはわかりません。面談・相談対応のなかで確認する必要があるでしょう。一方，故意に悪く見せかけようとしている場合もあります。これは，第4章のPart7で説明しています。

B.「心身のストレス反応が非常に高い」が「仕事のストレス要因」は低い

仕事のストレス要因は少ないのに，心身のストレス反応が生じている場合です。もともと身体疾患があるために，「身体愁訴」を中心に高得点となっていることがあります。この場合，メンタルヘルスには問題がないこともあるので，面談・相談対応のなかで身体の健康状態について確認する必要があります。その他，仕事以外の問題，たとえば家族の問題などで，心身の不調が生じていることもあります。

C.「心身のストレス反応はやや高い程度」だが，「仕事のストレス要因」が非常に高い

仕事のストレス要因の多くが該当し，非常に負担が大きいのに心身の不調が顕著ではない場合です。現時点では顕著ではなくても将来悪化する可能性があり，予防的な働きかけが必要なことがあります。この場合，「過酷な状況でも何とか働いているというように読み取れます」など，仕事のストレス要因が高いことを中心に説明すると，肯定されることが多いです。

❷ 各下位尺度の読み取り方

A．仕事のストレス要因

第2章で掲載した表2-1の仕事のストレス要因の部分と表2-3を，表3-1，表3-2として再掲し，これを用いながら説明します。まず，大まかに読み取りましょう。たとえば，次の三つの基準で読み取ることができます。

❶全体的に高いか。それともばらつきがあり，部分的に高いか。
❷仕事の量的な問題か（表3-1の①や③）。それとも，仕事の内容面の問題か。

表3-1　職業性ストレス簡易調査票の尺度の説明（川上，2012を一部修正）

グループ	尺度名	説明	項目例
仕事のストレス要因	①心理的な仕事の負担（量）	仕事の量が多いことや，時間内に仕事を処理しきれないことによる，業務負担のこと。	非常にたくさんの仕事をしなければならない。
	②心理的な仕事の負担（質）	仕事で求められる注意集中の程度，知識，技術の高さなど，質的な業務負担のこと。	かなり注意を集中する必要がある。
	③自覚的な身体的負担度	仕事でからだを動かす必要があるなど，身体的な業務負担のこと。	からだを大変よく使う仕事だ。
	④職場の対人関係でのストレス	部署内での意見の相違，あるいは部署間の対立など，対人関係に関する負担のこと。	私の職場の雰囲気は友好的である。
	⑤職場環境によるストレス	騒音，照明，温度，換気などの物理的な職場環境の問題による負担のこと。	私の職場の作業環境（騒音，照明，温度，換気など）は良くない。
	⑥仕事のコントロール度	仕事の内容，予定，手順などを，自分で決められる程度のこと。仕事の負担の高い状況とコントロール度の低い状況とが重なると，ストレス度が高くなる。	自分で仕事の順番・やり方を決めることができる。
	⑦技能の活用度	持っている技術，知識，技能，資格などが仕事で活用されていること。	自分の技能や知識を仕事で使うことが少ない。
	⑧仕事の適性度	仕事の内容が自分に向いている，合っていること。	仕事の内容は自分に合っている。
	⑨働きがい	仕事の意義が認識でき，働きがいを感じていること。	働きがいのある仕事だ。

表3-2　表形式のプロフィール表示例

___A___　殿

社員No.　○

	低い／少ない	やや低い／少ない	普通	やや高い／多い	高い／多い
【ストレスの原因と考えられる因子】					
心理的な仕事の負担（量）			○		
心理的な仕事の負担（質）					○
自覚的な身体的負担度			○		
職場の対人関係でのストレス					○
職場環境によるストレス				○	
仕事のコントロール度★	○				
あなたの技能の活用度★	○				
あなたが感じている仕事の適性度★		○			
働きがい★		○			
【ストレスによっておこる心身の反応】					
活気★		○			
イライラ感					○
疲労感					○
不安感				○	
抑うつ感					○
身体愁訴					○
【ストレス反応に影響を与える他の因子】					
上司からのサポート★	○				
同僚からのサポート★		○			
家族や友人からのサポート★			○		
仕事や生活の満足度★			○		

❸負担が大きい（表 3-1 の①〜⑤）か。それとも，資源が少ない（⑥〜⑨）か。

　この基準で表 3-2 を読み取ると，ばらつきがあり部分的に高い状態で，量的な問題よりは，仕事の内容面の問題に関連している可能性が高いといえます。なお，負担の大きさと資源の少なさについては，一定の傾向は見られません。
　一方，「仕事のストレス要因」が少ない部分にも注目しましょう。それらは，良好さを示すサインと考えることもできます。特に，仕事の資源（⑥〜⑨）は，本人の対処にとってプラスになる要因です。
　なお，各下位尺度は，項目内容を見ながら状況を推測する程度にとどめておくのがよいでしょう。特に，仕事のストレス要因については，単一項目の下位尺度もあります。たとえば「働きがい」の下位尺度は，「働きがいのある仕事だ」という項目のみで評価しています。「『働きがい』という言葉にはピンとこないけど，仕事は面白いですよ」と言われる場合もあるので，うがった解釈や決めつけは控えるべきでしょう。

B．心身のストレス反応

　心身のストレス反応は下位尺度間に相関関係があるので，まずは，全体に高いかどうかを大まかに読み取るとよいでしょう。下位尺度では，「活気」とその他の尺度とは内容が反対です。「活気」が低い場合，「不調はないがやる気もない」など，あまり積極的に仕事に取り組めていない可能性があります。
　「身体愁訴」だけが身体的側面の内容です。ここだけ高い場合，前述のとおり身体疾患がある可能性があるので，確認が必要です。「身体愁訴」の下位尺度は項目数が多いため，ここが高いために高ストレス者に選定されていることがあります。

C．修飾要因

　サポートは「職場での対人関係」や「仕事のコントロール」と関連し，対人関係や仕事の内容面の問題を表している場合があります。仕事の満足度は，キャリアなどの問題と関連している可能性があります。家庭生活の満足度については，職場で家庭の問題を話すのを嫌がる方もいらっしゃるので，本人が話すのを待つ程度にとどめておくのがよいでしょう。

2　ストレスチェック結果に基づく面談・相談対応の進め方

　ストレスチェック結果に基づく面談・相談対応の流れを，図 3-1 にまとめました。この流れに沿って，各段階の内容を説明します。

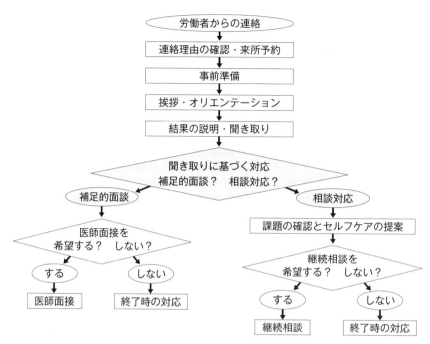

図 3-1　面談・相談対応のフローチャート

❶ 連絡理由の確認

　ストレスチェック制度において，ストレスチェック結果を用いた面接が行われる場面は，第一に，高ストレスと判断された本人が希望した場合に行われる面接指導です。これは，医師によるものとされているので，医師以外は担当できません。

　一方，医師以外の実施者や，その他の産業保健スタッフが行うことができる面談・相談対応には，以下のものがあります。医師による面接指導と異なることから，以下ではこれらを面談・相談対応と呼びます。労働者から連絡があったときに，以下のどの対応を求めて来所するかを確認しておく必要があります。

A．面談・相談対応の種類

❶補足的面談──実施者による高ストレス者の選定において，補足的に実施者の指名および指示のもと，労働者に面談を行う。

❷高ストレス者の相談対応──高ストレス者のうち，産業医との面接を希望しない労働者に対して，高ストレス状態で放置されないようにするなど適切な対応を行う観点から，産業医等と連携しつつ相談対応を行う。

ⓒ自発相談──高ストレスではないが，ストレスチェック結果を契機として，自発的に相談を希望した労働者に対して相談対応を行う。

　ⓐ補足的面談は，医師による面接指導を補足するものです。面接前の事前整理，お膳立て的な意味合いが含まれていますので，聞き取りや記録内容は，高ストレス者の選定だけなく，その後の面接指導にも役立つように行うとよいでしょう。つまり，面接指導で聞く内容について一部は先に聞き取り，面接指導が効率的に行えるように補助するとよいということです。
　ⓑのように，高ストレスに該当するが，医師による面接指導を希望しない方は多いと考えられます。特に，事業者に結果を開示することを希望しない方は多いと思います。そこで，面接指導を希望しない高ストレス者の相談に対応する必要があります。
　ⓒの自発相談は，通常の相談窓口における来所に近いと思います。これは，通常の相談と同様の対応になります。
　ⓑⓒの面談・相談対応の特徴は，ストレスチェック結果を相談の契機にしているということです。したがって，面談・相談の予約時にストレスチェック結果を持参してもらい，その結果を見ながら対応する必要があります。面談・相談時には，ストレスチェック結果の説明から始めるとよいでしょう。
　ここで重要なことは，本人の本当の来所動機と，気になっていることを把握することです。通常の自発的動機による面談・相談対応と異なり，ストレスチェック結果に基づく面談・相談対応は，本人が相談を積極的には希望していない場合があります。「高ストレスで面談が必要と言われたから来た」「会社で実施していることだから来た」など，消極的な場合もあります。この場合，最初から自分の事情や悩みについて打ち明けて相談するつもりはないか，聞かれることを警戒している場合もあります。本人が気になっている点があることに気づいたら，それを優先してていねいに説明し，安心してもらうことが先決でしょう。警戒する様子が見られたら，結果に基づいて根掘り葉掘り聞くことは避け，「一般的にはこの結果からはこのように読み取れる」と，説明を中心にしておくとよいでしょう。
　また，ストレスチェック結果を相談の契機としていても，本当の相談理由は別のこともあります。会社外でのトラブルや，家族に関する相談ということもあります。このような場合，ストレスチェック結果の説明が途中であっても，本人が相談したいことへの対応に切り替えたほうが望ましいでしょう。

❷ 事前準備

　面談・相談対応の予約が入ったら，事前に得られる個人情報を，可能な範囲で把握し

ておくとよいでしょう。

❶ 所属部署，年齢，性別などの基本的な属性
❷ 雇用形態，職種，職位，勤務年数，学歴，職歴などの人事情報
❸ 労働時間に関する情報

これらの情報は人事・労務担当者から得られることもあれば，立場や経緯上，ほとんど得られない状態で始めなければならないこともあります。

❸ ●● 挨拶・オリエンテーション

面談・相談対象者が来所されたら挨拶をし，自分の立場を説明します。次に相手の名前を確認します。まれに，相談時間を間違えて来所する方がいらっしゃるためです。
挨拶が終わったら，ⓐ補足的面談の場合は目的の説明に移ります。

> 【ⓐ補足的面談の場合の説明例】
> 「今日はお忙しいなか，ありがとうございます。○○さんはこのたびのストレスチェックで『高ストレス』という結果となり，面接を希望されました。今回は医師との面接前の予備的な面接になります。私から結果について説明をして，そのうえでいくつかお尋ねしたいと思います。もちろん，説明を聞いて面接を希望しないということでもかまいませんので，よろしくお願いいたします」

ⓑ高ストレス者の相談対応，ⓒ自発相談の場合でも，まずはストレスチェック結果について説明したいことを述べ，同時に，本人の相談対応も行うことを伝えます。

> 【ⓑ高ストレス者の相談対応，ⓒ自発相談の場合の説明例】
> 「今日はお忙しいなか，ありがとうございます。今回は，この前実施したストレスチェックの結果について少し詳しく説明したいのと，その結果について○○さんが気になっていることがあればうかがいたいと思い，お越しいただきました」

引き続き，個人情報の保護について伝えます。その他，設定した時間についての確認も行います。

> 【個人情報の保護の説明，時間についての確認の例】
> 「今日，ここでお話しされたことについては，健康管理部門以外の者には伝わり

ませんのでご安心ください。また，今日は最大で〇時までお時間をいただいていますが，差し支えないですか？」

この時点で，説明を始める前に何か質問はないか確認します。すると，「このストレスチェックって，結局，社長には裏で伝わっちゃうんでしょう？」というような疑問が出されることがあります。この疑問は，本人が最も気にしていることに関連することが多いです。ここでは急いで進まずにていねいに説明すると，安心してもらいやすいでしょう。

❹ ●● ストレスチェック結果の説明

次に，ストレスチェック結果の説明に移ります。個人のストレスチェック結果の説明の前に，ストレスチェックおよび職業性ストレス簡易調査票についての説明を行ったほうがよいでしょう。これは以下の順に行います。

A．ストレスチェック制度の説明
ストレスチェック制度の目的を説明します。

【ストレスチェック制度の説明例】
　「今回行ったストレスチェックは，働いている方のストレスの程度を調べて，ストレスの状況への気づきにつなげ，メンタルヘルス不調の未然防止をするために行うものです」

もちろん他にも，面接指導とその結果に基づく事後措置や，職場環境の改善なども目的に含まれますが，質問がなければこの程度で先に進めます。

B．職業性ストレス簡易調査票の説明
職業性ストレス簡易調査票の説明を行います。それ以外の調査票を用いている場合には，その調査票の概要を説明します。

【職業性ストレス簡易調査票の説明例】
　「今回使った調査票は，職業性ストレス簡易調査票というものです。これは，職場で比較的簡単に使える，ストレスに関する質問用紙です」

次に，職業性ストレス簡易調査票の各要因の説明に移ります。説明の際には，図3-2

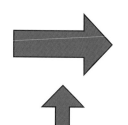

図3-2 職業性ストレス簡易調査票の概要

(第2章の図2-1を再掲しています)を見せながら説明します。

【要因の説明例】
「この調査票は大きく分けて『仕事のストレス要因』『心身のストレス反応』『その他の要因』の三つを調べています。人はいつも健康に働ければよいのですが,時には心身の不調を感じることがあります。それが『心身のストレス反応』の部分です。そして,それには原因が考えられると。そのうち仕事に関するものが,『仕事のストレス要因』です。

(図3-2の該当部分を指で示しながら),一般的には,『仕事のストレス要因』が高ければ『心身のストレス反応』も高く,低ければ同じように低いという関係があるのですが,『仕事のストレス要因』がとても高いのに元気という方もいます。逆に,要因が低いのに不調な方もいます。つまり,個人差があるのです。その個人差を生じさせるものが『その他の要因』です。これには,周囲からどれぐらい支援,サポートが受けられるかということと,仕事や生活に満足しているか,というのがあります」

ここでは,「修飾要因」を「その他の要因」として示しています。面談・相談対象者向けには,専門用語はなるべく使わず,元の意味が損なわれない程度に一般的な言葉に置き換えるとよいでしょう。また,時間がない場合は「修飾要因」の説明は簡単に済ませてよいでしょう。

C．高ストレス者の説明

前述のとおり，高ストレス者と選定される場合には，「心身のストレス反応が高い場合」「ストレス反応はやや高い程度だが，ストレス要因が非常に高い場合」の二通りがあります。説明の際には，図3-3（第2章の図2-2を再掲しています）を見せながら説明します。

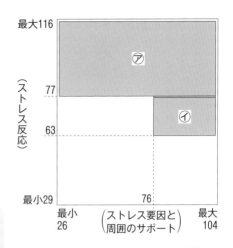

図3-3　高ストレス者選定の基準

【心身のストレス反応が高い場合の説明例】

「この調査票では，『心身のストレス反応』の質問の答えについて，不調がないほうから順に1，2，3，4点と点数を付けて合計します。29項目あるので，不調がまったくない最低点は29点で，最高点が116点です。高ストレスと判断されるのが77点なのですが，○○さんの点数は○点だったので，高ストレスと判断されました。これはだいたい10％程度の方が該当します」

【ストレス反応はやや高い程度だが，ストレス要因が非常に高い場合の説明例】
【心身のストレス反応が高い場合の説明例】

「この調査票では，『心身のストレス反応』の質問の答えについて，不調がないほうから順に1，2，3，4点と点数を付けて合計します。29項目あるので，不調がまったくない最低点は29点で，最高点が116点です。高ストレスと判断されるのが77点なのですが，○○さんの点数は○点だったので，そこには該当しません。しかし，『仕事のストレス要因』『その他の要因』の点数が高かった。これは，点数が高いほどストレス要因があるという意味ですが，こちらが○点でとても高い。ストレス反応はやや高い程度なのですが，ストレス要因がとても高いので，注意が必要という意味で高ストレスと判断されたというわけです。この高ストレスとなる方は，だいたい10％程度です」

D．高ストレスという結果に対する反応と，それらへの対応

ここまでの説明を終えた後，「……という結果なのですが，これ（高ストレスだという結果）を聞いて，どう思われますか？」と質問します。そこでの反応は数パターンに分かれます。

ⓐ **「やっぱり，と思いました」「自分でも自覚があります」と肯定する**

この場合は，調査票の細かい説明には進まず，「具体的にはどんな感じですか？」と，

本人の話を具体的に聴くことです。特に「高ストレス者の相談対応」「自発相談」の場合，自分の問題を自分なりに考えていることがあるので，本人の話に合わせることが大切です。また，質問に対して，「仕事のストレス要因」「心身のストレス反応」の一方を中心に話されることが多いので，たとえば心身のストレス反応を中心に話されたときは，「それで職場での状況はどうですか？」というように，もう一方の要因についても具体的に聞き取るとよいでしょう。

結果として，ストレス調査票の内容とは少し離れた内容や，矛盾する内容が出てきたとしても，本人の話を優先することが望ましいと思います。本人の話から十分に状況が聞き取れた場合，ストレスチェック結果の各要因の説明はあまりせずに，対応方法の段階に進んでもよいでしょう。

ⓑ「驚きました」「ここまで悪いとは思いませんでした」と驚きを示す

これには，「こんなはずないんだけどな」と，やや強めに否定する場合も含みます。この場合，結果を受け入れることを多少ためらっている可能性があります。また，「高ストレス＝異常もしくは病気」と思っている可能性があります。このような場合は，以下の二つの説明をします。

【調査票の結果は相対的であることの説明例】
「この結果は自己記入式，つまり自己評価の結果なんです。ですから，他の方が『はい』と答えた数に比べて，○○さんが『はい』と答えた数が多かったということにすぎないんです。血液情報などのような生理的な数値とは違って，○○の数値以上は△△の病気の可能性が高いというような絶対的なものではなく，相対的な値なんです」

このように説明すると納得してもらえる場合があります。なお，回答形式は「はい」「いいえ」ではなく4件法なのですが，わかりやすく説明するために，上記のような言い方をしています。

【調査票の結果はそのときの状況を反映することの説明例】
「この結果はその時々で値が変わります。もしかしたら，○○さんが比較的大変な時期にこの調査が当たってしまったのかもしれません。この調査をしたのは○月でしたが，実際のところどうでしたか？」

このように説明すると，「確かに，○月は決算の前で……」「○月の頃はプロジェクトの大詰めの段階で」というように，説明が加わることが多いです。そこで，「そうなんですね。そのときは大変な状況で仕事をされていたのですね。それで今はどうですか？」

と尋ね，「今は大丈夫です」と返ってきたら，その間に何があり，何が本人にとって良好な要因となったのかを聞くと，時間的な経過に沿って具体的に話が聞けるでしょう。

ⓒ「どう思うって言われても」「はい……」と，**拒否的または反応が薄い**

この場合はいくつかの可能性があります。まず，結果が該当する・しないという以前に，面談・相談対応の担当者に，自分の問題を話すことをためらっている可能性があります。この時点では担当者に信頼がおけず，自分のことを話す段階ではないと感じている場合もあります。また，相談は希望しているが，会社に信頼がおけないので警戒しているということもあります。

このような拒否的，警戒的な態度が感じられたら，具体的な質問はあえてせず，次の説明にあっさりと移ったほうが無難です。適切なタイミングだと思えるまでは，立ち入った質問を控えることも一つの配慮だと思います。その代わり，一般的な説明を少していねいに続けて，個人的な問題は本人が話し出すまで待ちます。そのほうが，最終的には担当者に信頼をおいてもらえる可能性があると思います。

❺ ストレスチェック結果の各要因の説明

全体の説明を終えたら，各要因の説明に移ります。

A．結果の読み方の説明

まずは，結果の読み方を説明します。表3-2のプロフィール表示を例にとって説明します。

> **【結果の読み方の説明例】**
> 　「こちらが各要因の結果を示したものです。『仕事のストレス要因』のところから説明しますね。この結果は5段階評価となっていて，『仕事のストレス要因』については，上のほうの『心理的な仕事の負担（量）』から『職場環境によるストレス』は，得点が低いほど良好，高いほど注意が必要となります。一方，『仕事のコントロール度』から『働きがい』については，ないほど，つまり得点が低いほど注意が必要です。ですからこのグレーの段階に入っているのは，注意が必要なところになります」

時間があるときは，正規分布の図（図3-4）を手書きなどで示し，「このように点数が分布する場合に7％，24％，38％，24％，7％と分けて，5段階で評価しています」と付け加えると，相対的な位置が具体的にわかってよいかもしれません。

特に確認が必要なのは，得点の方向に関することです。不調（注意が必要）なのは，得点の高い場合か，低い場合かという方向で迷う場合が多いので，ていねいな説明と確

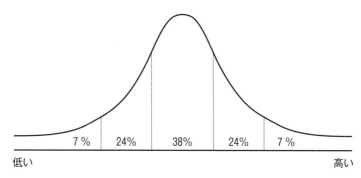

図3-4 5段階評価の説明例

認が必要でしょう。

B．各要因の説明

各要因の説明で大切なことは，最初は全体的に大まかに説明して，細かい説明は後回しにするということです。たとえば表3-2は次のように説明します。

> 【各要因の説明例】
> 「『仕事のストレス要因』ですが，全部が要注意というわけではないです。部分的に注意が必要なところがあって，『心理的な仕事の負担（質）』『職場の対人関係でのストレス』『仕事のコントロール度』『あなたの技能の活用度』の四つが要注意です。他は，そこまで高くはありません」

ここまで説明したら，表3-1の簡易調査票の尺度の説明を見せながら，「こういう内容なのですが実際はどうですか？」と，本人の話を聞いてみるとよいでしょう。この時点で「そうです。結局，上司が替わって，仕事のやり方ががらっと変わったことが一番なんですよ」などと，本人なりの説明が返ってくることがあります。その場合，細かい説明はせずに，「上司が替わって仕事のやり方が変わったこと」について，具体的に聞いたほうがよいでしょう。もし，そこまで説明して具体的なことが話されなければ，以下のような簡単な説明を付け加えてみます。

> 【各要因の説明例，続き】
> 「大きくいえば，仕事の量というより仕事の内容面，あるいは職場の人間関係がらみの負担，というのが考えられますね」

大まかには，前述の読み取り方に示しましたが，次の三つのうちから選んでまとめるとよいでしょう。全部を説明する必要はありません。

❶全体的に高いか。それとも，ばらつきがあり部分的に高いか。
❷仕事の量的な問題か（表3-1の①や③）。それとも，仕事の内容面の問題か。
❸負担が大きい（表3-1の①～⑤）か。それとも，資源が少ない（⑥～⑨）か。

　大切なことは，ストレス調査票の結果は，本人の話を聞くきっかけとして用いるということです。たとえば，「『仕事の量』というより，『時間に常に追われている』って感じのほうが近い」と，本人なりの言葉で説明されることがあります。この場合，本人の言葉を用いて，さらに具体的に話を聞きます。各下位尺度の結果について，「答え合わせ」をするかのように機械的に質問を繰り返すことは避けるべきでしょう。また，本人の話と調査票の結果とに，若干の矛盾が生じることがあります。これについては，わざわざ確認しないでおいたほうが本人も話しやすく，結局は本人の理解につながることが多いです。

　「心身のストレス反応」「修飾要因」についても，説明の仕方は同様です。「仕事のストレス要因」と「心身のストレス反応」のどちらを先に説明するかは，説明しやすいと思うほうでかまわないと思います。

　ただし，補足的面談の場合，時間が限られていることもあります。そのようなときは説明は簡単に済ませ，聞き取ることが求められている内容を中心にしたほうがよいでしょう。仕事のストレス要因については，労働時間および労働時間以外の要因の内容について聞き取ります。心身のストレス反応については，①持続時間，②症状の程度，③本人の悩みや苦痛，④仕事や生活の支障，の観点から確認しておきましょう。

　一方，相談対応の場合は，各要因の説明ができなくても，本人の相談したい内容について話してもらったほうがよいでしょう。

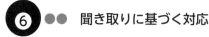

❻　聞き取りに基づく対応

A．聞き取り後の対応

　聞き取り後の対応は，ⓐ補足的面談の場合と，ⓑ相談対応の場合とで異なります。

ⓐ補足的面談の場合

　補足的面談の場合，今回聞き取った内容をまとめたうえで，医師との面接の希望を確認します。

> 【補足的面談の場合の説明例】
> 　「ここまでで説明と質問がだいたい終わりました。上司が替わったことで仕事のやり方が変わったことが，一番の問題のようですね。心身の不調については，特に疲労感を感じて夕方にはぐったりしている。しかし，仕事を休まなければならない

> ほどではない，ということもうかがいました。次は医師面接に進みますが，はじめにお話ししたとおり，今日の説明を聞いて面接を希望しないということもできます。面接を希望されますか？」

そして，面接を希望した場合には医師面接に進みます。希望しなかった場合は，ここで終了となります。

ⓑ相談対応の場合

高ストレス者の相談対応，自発相談の場合でも，今回の相談内容と話し合ったことをまとめます。そのうえで，本人にとっての課題を明確にし，それに合ったセルフケアの方法を提案します。

> 【高ストレス者の相談対応，自発相談の場合の説明例】
> 「ここまでの話をうかがうと，仕事が終わらないということが一番の課題のようですね。そのため，残業時間も長くなり，睡眠時間も十分に確保できず疲れが抜けない。そこで提案ですが，『仕事が終わらない』という問題に対処するために，あと2回か3回をめどに相談を継続しませんか？ ○○さんには，タイムマネジメントというセルフケアの方法が合っていると思います」

これで，継続の相談を希望した場合は，次回の相談予約を入れます。希望しなかった場合はここで終了となります。

B．終了時の対応

面談・相談対応の結果，継続的な対応を希望しないことがあります。その場合，必要なときにはいつでも相談対応を行うことを告げ，連絡先を伝えます。たとえば，表3-3のようなリスト（厚生労働省地域におけるうつ対策検討会，2004）を用いて説明します。

> 【終了時の説明例】
> 「面接はご希望ではないとのことで承知しました。それでは，最後に予防的な意味で，一つだけお話をして終わりにしたいと思います。こちらのリストを見てください。これはストレス状態やうつ状態の可能性があるときに，自分で気づく変化のリストです。このような自分自身にとっての『いつもと違う変化』が起きたら注意が必要です。このような状態が長く続くと，自分でも対処しきれない状態になることがありますので，その一歩前で，相談ができることを思い出していただければと思います。連絡先はこちらにありますので，いつでもご連絡ください」

表 3-3　自分が気づく変化

> ① 悲しい，憂うつな気分，沈んだ気分。
> ② 何事にも興味が湧かず，楽しくない。
> ③ 疲れやすく，元気がない（だるい）。
> ④ 気分，意欲，集中力の低下を自覚する。
> 　（おっくう，何もする気がしない）
> ⑤ 寝つきが悪くて，朝早く目が覚める。
> ⑥ 食欲がなくなる。
> ⑦ 人に会いたくなくなる。
> ⑧ 夕方より朝方のほうが気分，体調が悪い。
> ⑨ 心配事が頭から離れず，考えが堂々めぐりする。
> ⑩ 失敗や悲しみ，失望から立ち直れない。
> ⑪ 自分を責め，自分は価値がないと感じる。

　連絡先をすぐに渡せるように，連絡先が記載された資料やリーフレットなどを用意しておくとよいでしょう。

【文献】
厚生労働省地域におけるうつ対策検討会（2004）．うつ対策推進方策マニュアル―都道府県・市町村職員のために（http://www.mhlw.go.jp/shingi/2004/01/dl/s0126-5a.doc）（2016 年 5 月 30 日確認）

第 4 章

プロフィールのパターンによる
ストレスチェック結果の解釈

Part 1
量的負担が主なストレッサーとなっている例

1 事例情報

Aさん。41歳，男性。建材メーカーの工場，開発課課長。

2 Aさんのプロフィール表

```
        A  殿
社員No. 1
```

	低い／少ない	やや低い／少ない	普通	やや高い／多い	高い／多い
【ストレスの原因と考えられる因子】					
心理的な仕事の負担（量）					○
心理的な仕事の負担（質）				○	
自覚的な身体的負担度			○		
職場の対人関係でのストレス			○		
職場環境によるストレス			○		
仕事のコントロール度★	○				
あなたの技能の活用度★		○			
あなたが感じている仕事の適性度★	○				
働きがい★		○			
【ストレスによっておこる心身の反応】					
活気★	○				
イライラ感					○
疲労感					○
不安感					○
抑うつ感				○	
身体愁訴					○
【ストレス反応に影響を与える他の因子】					
上司からのサポート★		○			
同僚からのサポート★		○			
家族や友人からのサポート★			○		
仕事や生活の満足度★			○		

3 ストレスチェック結果の読み取り

❶ストレスの原因因子

「心理的な仕事の負担（量）」が高く，要注意段階。「仕事のコントロール度」「あなたが感じている仕事の適正度」は低く，要注意段階。その他「心理的な仕事の負担（質）」「あなたの技能の活用度」「働きがい」も要注意段階にはないが，かなりストレスの原因因子になっている。

❷ストレスによる心身反応

「抑うつ感」を除いて，すべて要注意段階。「抑うつ感」もやや高い状態。

❸ストレス反応への影響因子

「上司からのサポート」および「同僚からのサポート」はやや低い状態。満足度もやや低い。

　主なストレス要因は仕事の量的負担にあり，仕事の進め方や仕事の量について，自分の裁量がないと感じています。また自分の技能も十分には生かされておらず，適性に合っていないと感じているためか，働きがいも低くなっています。

　ストレスによる心身の反応としては，活気に乏しくイライラ感・疲労感・不安感が高まっており，身体にもその影響が現れています。おそらく，仕事の量が過重で忙しいために疲弊した状態であり，活気が失われ，不安感が高まっていると考えられます。また，仕事の裁量が与えられていないと感じており，イライラ感が高まっているようです。

　上司や同僚からのサポートは十分でないと感じており，満足度もやや低くなっていますが，家族や友人からのサポートはまずまずと自覚されているため，今後のストレス対処のリソースになる可能性があります。

4 相談までの過程

　ストレスチェックの結果通知の際，産業保健師から，産業医の面接指導のほかに相談員による相談も可能であると勧めたところ，相談希望の申し出がありました。本社の健康管理室での相談を設定し，健康管理室に所属する臨床心理士（非常勤）が相談を担当しました。ストレスチェックの結果については，相談申し込みの際，相談員に開示してもよいと同意を得ました。

相談時の様子

A：こんにちは，相談の予約をしたAです。

相：こんにちは。相談を担当するカウンセラーの○○です。お忙しいところ，ありがとうございます。早速ですが，Aさんは今回のストレスチェックの結果が高ストレスだったということで，この相談を希望されたとうかがっていますが，結果をご覧になっていかがでしたか？

A：まあ，そうだろうなという感じです。自分でも疲れていることはわかっていますから。でもどうしたらいいかわからないので，せっかくだから話を聞いてみようかと思って相談を希望しました。

相：そうですか。ご自分の健康に関心を持って相談を希望してくださったのですね。それは良かったです。では，ストレスチェックの結果についてご説明しながら，Aさんの現状についてお話をおうかがいしていきたいと思います。ストレスチェックの結果はお持ちですか？

A：はい。

相：では，こちらをご覧ください。このストレスチェックは，「ストレスの原因と考えられる因子」「ストレスによっておこる心身の反応」「ストレス反応に影響を与える他の因子」の三つに分かれています。身体やこころに現れているストレス反応がどんなものか，そのストレス反応を引き起こしているストレスのもとは何か，ということを見ているのですが，ストレスのもとがたくさんあってもストレス反応が少ない人もいますし，逆にストレスのもとが少なくてもストレス反応が多い人もいます。それに影響するのが，周囲の人からのサポートであったり，満足度であったりするわけです。これが「他の因子」ですね。

A：はい。

相：いずれもこのグレーのところに○がついていると，要注意ということです。それでAさんの結果ですが，まず私が気になったのは「ストレスによっておこる心身の反応」のところですね。先ほども，疲れているという自覚があるとおっしゃっていましたが，ほとんどがグレーのところに○がついています。

A：ええ，そうですね。疲れているなと思います。首や肩が凝って，ときどき頭痛がしたり，腰痛もあります。

相：ストレスチェックの結果でも「身体愁訴」が高いですね。ほかに体の不調はありますか？

A：ええ，どこが悪いというのではないと思うんですが，全体的に身体がつらいですね。だるいと言うんですかね，特に朝起きたときとか。眠りが浅いんでしょうか。

よく夢を見ますし，毎日というわけではないですけど，夜中に目が覚めるとなかなか寝付けないときもあったりして，そういうときは朝起きるのがつらいですね。

相：そうですか。よく眠れないというのは困りますね，疲れが取れにくいですから。疲れていると活気もなくなりますし，イライラもしやすくなると思います。Aさんの結果もそうですね。

A：ええ。活気なんて感じることは少ないですね。毎日何とかやってるっていう感じです。やらなきゃいけないからやってますけど，仕事が立て込んできて追い込まれると焦ってくるし，腹が立つというかイライラするというか。

相：何か腹立たしく感じるようなことがありますか？

A：腹立たしいというか，どこまでやったら終わるんだ！みたいな感じですかね。すっきり仕事が終わって帰れるってことはなかなかないですし，トラブルなんてしょっちゅうです。人員を増やしてもらいたいけど，増えれば人件費が増えるわけですから，そのぶん収益を上げないといけないわけで，簡単な話じゃないです。人員が増えても僕の仕事が減るとは思えないし，遅くまで仕事をして，何とかその日のことを終わらせるってとこですね。家には帰って寝るだけみたいな。それでもぐっすり寝られればいいですけどね。

相：ぐっすり寝られない日もあるのですね。先ほど夜中に目覚めて寝付けないことがあるとおっしゃっておられましたが，何か考えごとでもなさるのですか？

A：仕事のことは考えてしまいますね。明日はあれしなきゃとか，あの仕事まだやってなかったなとか，考え出すと次々とやらなければいけないことが浮かんできて，頭の中で段取りを始めてしまったりして，どんどん目が冴えてきてしまうこともあります。

相：そうなると寝付けませんよね。そうやって布団の中でまで仕事のことを考えなければならないほど，仕事が忙しいということだと思いますが，ストレスチェックの「ストレスの原因と考えられる因子」でも，仕事の量的負担がグレーになっていますよね。仕事の負担としてはどういったことが大きいのでしょうか？

A：とにかくやることが多いんです。僕はいちおう課長ですが，開発課ですから，設計をして製品の金型を作ったり，それを実際にテストしたり。納入メーカーと仕様を決めるとか見積もりとかとなれば，いろいろと書類も作らないといけません。工場ですからラインの管理とか，工程表を作ったりもあります。クレームがあれば現場に行って対応することもあります。開発だけが仕事じゃなくて，生産管理もすべてなんですよね。部下もいますから労務管理もあります。時間がいくらあっても足りません。結局残業するしかないんです。

相：たしかにAさんが抱えるお仕事の量は相当な負担がありますね。それでもずいぶん頑張ってお仕事をこなされているように思います。かといって，一人ですべてを抱

えてしまうとAさんがつぶれてしまうのではないかと心配ですが，部下や同僚と仕事の割り振りを見直すことはできないのでしょうか？

A：なかなか仕事を誰かに任せるというのは難しいですね。やるならちゃんとしたいと思いますから，誰かに任せても結局，最後は自分でやらないと納得できないんですよね。これは僕の性分ですね。

相：その点はバランスが必要なように思います。これだけ仕事の量が負担になっているのに，すべてを自分がやろうとするのは無理があるかもしれません。ご自分の仕事量を見直して，どこを任せてどこを自分がやるかということについて，考えてみる必要があるのではないでしょうか。

A：うーん。たしかにこのままじゃ限界がくることはわかってるんですけどね。

相：ご自分の性分ということもあると思いますが，そういうちゃんとやりたいAさんだからこそ，部下や同僚に割り振ることで，いざというときにもAさんの仕事をフォローしてちゃんとやってくれる人が育つということにもなるかもしれませんよ。

A：なるほど。

相：ほかにも，「仕事のコントロール度」「仕事の適正度」のところがグレーになっています。「仕事のコントロール度」というのは仕事の裁量の程度ですが，これはいかがですか？

A：仕事の裁量……それはあまりないですね。結局，僕に決定権があるわけじゃないですからね。赤字だと言われて予算も厳しいですし，限られたなかでやろうと思うと，結局自由にできることは少ないですよ。それにその日の予定を立てていても，急な変更があったりして，予定がまったく狂ってしまうこともあります。そういうのはすごいストレスです。もともと開発課は自分が希望したところですが，開発以外の仕事のほうがよっぽど多いですから，自分に向いてないようなこともたくさんあるわけです。そういう仕事は嫌ですね。

相：そういうときにイライラするのでしょうか？

A：そうですね。イライラもあるし，自分がちゃんとできているのかと不安になります。

相：そういった仕事の内容や困りごとも，上司や同僚に協力を求めたり，相談をすることで解決できることがあるかもしれませんね。「ストレス反応に影響を与える他の因子」のところで，上司や同僚からのサポートがやや少ないという結果になっているのですが，どうですか？

A：上司や同僚も忙しいですからね。なかなかサポートしてくれることなんて，ないと思いますよ。

相：たしかに，周囲の人がAさんの大変さに気づいて助け船を出してくれるということは少ないのかもしれませんが，Aさんから相談したり協力をお願いしたりしたらどうなるでしょうか？

A：まあ，こちらから言えば，何らかのリアクションはあるかもしれませんけどね。

相：Aさんは自分でしっかりやりたい方ですから，これまであまり助けを求めてこなかったかもしれませんが，現状の負担を考えると，今後はご自分から相談することも必要なのではないでしょうか？

A：そうですね。そういう時期が来ているのかもしれません。

相：ええ，是非そうしていただくのが良いと思います。それから，Aさんのストレスチェックの結果から見ると，「家族や友人からのサポート」はまずまずのようです。ご自分が仕事からストレスを多く受けていることを自覚して，勤務時間外や休日はなるべく仕事を持ち帰らず，ご家族や友人と共にリフレッシュに努めるのが良いと思います。そういう自分の時間や楽しみを持つことで，睡眠の状態や気分が改善することもあります。仕事とプライベートを分けて，それぞれを充実させることが良い循環を生むことになりますよ。

A：そうですね。できるだけ家に仕事のことを持ち帰らないようにしないといけないですね。そのためには仕事を少し減らさないといけないし，やっぱり仕事量を見直さないといけないってことかな。

相：そうできるといいですね。もし今後もストレスによる身体の反応が続くようであれば，医師や医療機関にもご紹介する必要が出てくるかもしれませんし，引き続きお話をおうかがいして健康状態を確認させていただきたいと思いますが，また相談においでいただけますか？

A：ええ，そうですね。そうさせていただきます。

6　本人への支援

　Aさんは「ストレスによっておこる心身の反応」の項目のほとんどすべてで高い結果となっていますので，まずは身体の症状を中心に話をうかがいました。身体の症状は心の症状に比べて自覚しやすく，それについて語ることも比較的抵抗が少ないと思われます。身体と心に現れているストレス反応と，その原因と考えられる仕事の状況についてうかがうと，仕事の量的な負担が大きいことが中心的な問題ではあるものの，仕事を一人で抱え込みやすいAさんの性格が明らかになってきました。Aさん自身もそのことを自覚してはいますが，これまで誰かに相談したり，協力を求めたりすることはなかったため，ますます自分一人でやらなければという気持ちになっていったようです。元来，誰かに任せることは苦手なAさんなので，すぐに仕事量の問題を解決することは難しいかもしれませんが，このままでは早晩限界がきて，身体的にも精神的にも不健康が強まることは目に見えています。そうならないために，Aさんが自分の仕事の範囲や量を見

直して，上司や同僚に相談，協力を求められるようにならなければなりません。

　そのためＡさんに必要な支援は，①自分一人で仕事を抱え込んでしまうもとになっている考え方を見直すこと（認知再構成法），②上司や同僚に自らサポートを求められるようにすること（サポート希求），③過剰な仕事をうまく断ったり，同僚や部下に仕事をスムーズに依頼するための具体的なスキルを身に着けること（アサーティブネス・トレーニング）などが考えられます。Ａさんは産業医の面接指導は希望しませんでしたが，臨床心理士の相談は継続していくことになりました。

Part2
質的負担が主なストレッサーとなっている例

1 事例情報

Bさん。30歳，女性。未婚，ひとり暮らし。大学卒業後，IT企業に入社，勤続8年。システムエンジニア（SE）として，システム開発業務を担当。

2 Bさんのプロフィール表

B　殿
社員No. 2

	低い／少ない	やや低い／少ない	普通	やや高い／多い	高い／多い
【ストレスの原因と考えられる因子】					
心理的な仕事の負担（量）				○	
心理的な仕事の負担（質）					○
自覚的な身体的負担度		○			
職場の対人関係でのストレス			○		
職場環境によるストレス	○				
仕事のコントロール度★				○	
あなたの技能の活用度★				○	
あなたが感じている仕事の適性度★			○		
働きがい★			○		
【ストレスによっておこる心身の反応】					
活気★	○				
イライラ感			○		
疲労感				○	
不安感					○
抑うつ感			○		
身体愁訴				○	
【ストレス反応に影響を与える他の因子】					
上司からのサポート★		○			
同僚からのサポート★		○			
家族や友人からのサポート★				○	
仕事や生活の満足度★			○		

3 ストレスチェック結果の読み取り

❶ストレスの原因因子
「心理的な仕事の負担（質）」が高く要注意段階のほか，「心理的な仕事の負担（量）」がやや高い状態。「あなたが感じている仕事の適性度」がやや低い状態。

❷ストレスによる心身反応
「活気」が低い一方，「不安感」が高く，それぞれ要注意段階。その他，「疲労感」「身体愁訴」がやや高い状態。

❸ストレス反応への影響因子
要注意段階は見られないものの，上司，同僚からのサポートがやや少ない状態。仕事の満足度もやや低い状態。

　職業性ストレス簡易調査票における「仕事の質的負担」は，集中力や高度な技術や知識が必要とされるなど，認知面への負荷の高さを意味しています。この事例では，仕事の質的負担が顕著に高いことに加えて量的負担も高い傾向があり，仕事による負荷が高く余裕がない状態と考えられます。主観的な適性度がやや低いことから，仕事上で自分の資質や能力では対処しきれない事態に直面している可能性も考えられます。加えて，職場内のサポートが少ない傾向にありますので，孤軍奮闘しているのかもしれません。
　ストレス反応からは，緊張・不安の高い状態から疲弊しつつある様子がうかがわれます。心身の健康状態のアセスメントとストレス反応のケアが優先されますが，今の状況を回避せずに乗り越えることで，自信や対処能力のレベルアップにつながることも期待できます。

4 相談までの過程

　相談を担当したのは，会社が契約している外部メンタルヘルス専門機関の臨床心理士で，相談は外部機関で行われました。相談予約の電話でBさんは，以前からカウンセリングを利用しようか迷っていたところ，ストレスチェックの個人結果に「ストレスがやや高めの状態」とコメントがあり，相談窓口が載っていたので，思い切って相談を申し込んだと話していました。電話での受け答えはてきぱきとしており，礼儀正しい印象でした。ストレスチェックの結果は，相談当日に持参してもらうこととしました。

5 相談時の様子

　Bさんは予約時間より少し早めに来所しました。中肉中背，黒っぽいパンツルックで，シンプルなブラウスの胸元に小さなネックレスをしています。肩までの黒い髪をひっつめて結び，お化粧は控えめでした。やや緊張気味の表情ですが，気丈なしっかり者といった印象を受けました。

相：担当カウンセラーの〇〇です。今日はお越しいただきありがとうございます。よろしくお願いします。

B：Bです。よろしくお願いします。

相：今日は1時間程度でお話をおうかがいします。Bさんのペースでお話しいただければと思いますが，今日は初めてなので，私からいろいろと質問することも多いと思います。お答えになれる範囲で結構ですので，教えてくださいね。

B：はい。会社には伝わらないんですよね？

相：ええ。ここで話された内容は，自傷他害の恐れなど緊急の場合は別として，基本的にはご本人の同意なしに会社や職場などに伝わることはありません。解決のために職場や産業医と連携する場合もありますが，事前にBさんにお伝えしますのでご安心ください。

B：わかりました。

相：ご予約のお電話では，前から相談を考えておられていて，今回の結果を見てお申し込みされたとうかがっています。相談を考えはじめたのはいつ頃からですか？

B：うーん，半年くらい前かな。会社でカードが配られたときに，悩みの例とか当てはまるところがあったので……。あっこれ，ストレスチェックの結果です。

相：ありがとうございます。では，まず結果から拝見しますね。ストレスの原因としては，質的負担が高いようですので，難しい仕事だったり集中力が必要といった状況なのですね。量的負担も高くて大変そうですね。それから適性……仕事がご自分に合っていないように感じていらっしゃるのでしょうか？ 結果として，活き活きできずに不安が高い……疲れや身体の症状も出てきているようです。職場のサポートがちょっと少ないようですね。ご自分でご覧になって相談しようと思われたのは？

B：今は何とか仕事に行けているし，大丈夫かなとも思ったんですけど，このままいくと危ないなと思って，思い切って。

相：思い切って相談されたのですね。本格的に悪くなる前に相談されたのは，とても良いご判断だったと思います。それで，危なそうというのは？

Bさんによると,「朝起きられなくて,だんだん会社に行くのが嫌になってきている」ということでした。睡眠の状況を尋ねると,眠れないわけではなく,「寝たら次の日になるのが嫌」で,「何となくダラダラ過ごしてしまう」と言います。毎日2〜3時間残業し,21時すぎに帰宅。夕食は帰宅途中に済ませるか,コンビニで買ったお弁当を食べるそうです。食事は「とらないといけない」と思って食べている,ということでした。シャワーを浴びて,少し勉強しようと本を開くものの頭に入らず,インターネットで転職サイトを眺めたり,ゲームをしたりして時間が過ぎ,午前1時頃就寝。寝付きは良いものの,眠りが浅いのか朝はすっきりと起きられず,目覚まし時計で何とか6時半頃起床した後,ソファーに腰かけぼんやりしているうちに時間が過ぎ,あわてて準備をして出勤することが増えていました。仕事中は気を張っていて,日中の眠気などは感じないということでした。

　以前は週末に友だちと食事をすることや,連休を利用して旅行に行くことも多かったそうですが,最近は休みの日には横になって過ごすことが増え,夕方に「一日を無駄にした」と後悔することが多いと言います。「仕事がうまくいっていないからか,友だちとメールするのも気が重くて」やや疎遠になっているそうです。それでも誘われると断るのが悪く,遊びに出てみるものの「疲れるだけ」だと言います。

相：疲れが取れずに悪循環になっているのかもしれませんね。睡眠や食事がとれなくなったり,これまでにないミスや遅れなど仕事に支障が出てきているようでしたら,早めに受診することをお勧めします。必要ならご紹介もできますよ。仕事の遅れなどは？
B：今のところまだ大丈夫です。
相：現実的な問題はそれほど起きていないんですね。ただ,だんだん会社に行くのがつらくなってきているというのは気になりますね。半年くらい前からということですが,どんな感じか教えてもらえますか？

　Bさんは少し考えて,半年ほど前に5年上の先輩が異動になり,プロジェクトの責任者を引き継ぐことになったのがきっかけだと思う,と話しはじめました。
　それまで担当していたプロジェクトは規模が小さく「仕様が決まっていて,やることがわかっている仕事が多かった」のに対し,今回は顧客の要求を聞いて自分で計画を立てて,協力会社の人に指示を出しながら仕事を進める必要があり,予算管理や時間管理も求められるようになりました。わからないこともありましたが,協力会社にはベテランでリーダー格の女性が一人おり,実際の作業はその人が仕切っていました。
　しかし,その人はBさんの指示に対して必ず反論し,口ごもっていると「ここはどうなっているんですか？」「きちんと指示してもらわないと困ります」「スケジュールを提

示してください」などと，強い口調で言ってくるのだそうです。Bさんは，「言われていることは正しい」し，できない自分が悪いからだと思い，終業後や帰宅後に本を読んで勉強したり，詳細なスケジュール表を作るなどしてがんばっていました。

　最近では，「また何か言われるのでは」と思って仕事の指示を出すのも気が重く，ギリギリになって自分で作業することが増えてきたと言います。Bさんはあまり感情を表現しませんでしたが，時折涙ぐむ様子が見られました。

相：話していても涙が出るくらいなんですね。今どんな気持ちに？

B：自分には向いていないのかなぁって思って……。

相：そう思いながら仕事をするのはしんどかったでしょうね。先輩がいないなか，よく頑張ってこられたと思います。Bさんのお話をうかがっていると，「質的負担」が高いのは，仕事がレベルアップしてマネジメント業務が出てきたせいもあると思いますが，それ以上に，その協力会社の人の難しさがあるように思えます。でもBさんは，それを自分の知識不足やスキル不足と思っていらっしゃるのですね。一人で問題を抱え込んで負担が高くなっているように感じましたが，いかがでしょうか？

B：はい，そうだと思います。私がうまくやれればいいんでしょうけど……。今はその人に何か言われるのが嫌で。

相：嫌……。言われるとどんな気持ちになるんでしょう？

B：気持ちですか……情けなくなります。自分はダメだって。

相：あぁ，情けない気持ちに。自分はダメだって思って，頑張る方向になっているんですね。

B：今思えばそうですね……。結構自分はダメだって思うほうかも。自信がないんですかね。私，大学は文系だったんですけど，最初プログラミング用語とか全然わからなくて，新入社員研修のときはかなり落ち込みました。毎日夜中まで勉強して，何とか課題をこなしました。でも，3年目くらいに新入社員の子の指導係をしたことがあって，そのときの上司に「教えるのが上手だね」と言われたことがあります。わからない子の気持ちがよくわかるから。

相：ダメだって思って，そこから自分で努力できるのはBさんの力ですね。それでうまくやってきたということだと思います。それが良いところでもあり，今回はしんどいところでもあり……という感じでしょうかね。

B：負けず嫌いなだけかもしれません。今うまくいってないですね。あーでもどうしたら……。

相：一人で仕事の知識やスキルを身につけるのには，時間がかかりますよね。ストレス対処という目で見ると，これまでとは違うやり方にシフトしないといけない時期にきた，ということかもしれませんよ。たとえば，上司や前任者の先輩に相談されて

いるのでしょうか？（ストレスチェックの）結果を見ると，サポートはちょっと低いですが……。相談しにくい感じですか？

B：うーん……。前は先輩が近くにいたのですぐ話ができたんですが，今は先輩も新しい部署で忙しそうなのでちょっと……。

相：前は先輩に気軽に相談できていたんですね。今は気を使っていらっしゃる。上司には？

B：進捗はメールで伝えています。質問すれば答えてくれますが，協力会社の人のことは「厳しいことを言われる」くらいしか伝えていません。わかってもらえないかもというのもあるし，自分のなかで固まっていないので，どう言えばいいか……。

相：不安もあるし，伝えることが固まっていない感じなんですね。

B：そうですね。そういう意味では，先輩のほうが理解してくれると思います。

相：気持ち的にハードルが低いところから取りかかる，というのはいいと思います。先輩に相談しづらいのは，忙しそうだからということでしたね。

B：はい。たぶんすごく忙しいと思います。メールしてみようかな……。

相：それもいいですね。あらかじめメールで伝えておけば，話す時間は短くてすみますし，考えも整理できそうです。新しい対処法ですので最初はうまくいかないかもしれませんけど，試してみるつもりで。

B：やってみます。

相：それでも解決までには時間はかかると思いますので，まずは心身のコンディションを整えることが大切のように思います。今，ちょっと気分が変わる時間やリラックスできる時間はありますか？

B：うーん，ないかな……うーん……。朝ソファーでぼんやりしているときぐらいですかね。何も考えてないかも。気晴らしに外に出たほうがいいんですかね？

相：いえいえ，今は何もしないでぼんやりするのが合っているということだと思いますので，朝の時間を大切にしましょう。あと睡眠の質を高めるためにも，夜寝る前はパソコンを早めに切り上げて，意識的にリラックスする時間を取れるとよいと思いますが，何かこれまでやってよかったことなどありますか？

6　本人への支援

　この後，就寝前の過ごし方についていくつか検討し，最後に問題の整理と今後の方針について話し合いました。

　相談員より，Bさんの問題点として，①日中の緊張や疲労が回復できておらず，健康状態が悪化しつつあること，②今直面している「質的負担」の問題には，「自分でがんば

る」という対処方法が合わず，問題を抱え込んで行き詰っていること，③Bさんの「自分がダメだからだ」と自己否定的に原因を考える傾向や，無理をしてでも相手に合わせる傾向が，ストレスを高めやすくしている可能性があることを伝えました。

　そして，①，②については，今までとは違う対処法を検討するという目的で，2週間に1回の頻度で，5回をめどに相談を継続することを提案すると，Bさんも合意しました。③については，相談のなかで自分ができているところを確認することや，自分の気持ちや感覚にも注意を向けることを目標とすることにしました。職場との連携については，Bさんは「今のところ必要ない」と言い，受診についても「様子を見たい」ということでしたので，当面は健康状態をモニタリングすることにしました。

　その後もBさんの仕事の苦労は続いていましたが，先輩にメールで相談したところ，「心配していた」と返信があり，時間をとって相談にのってくれました。協力会社のベテランの女性は「誰に対してもそういう言い方をする人」だとわかり，「自分だけが悪いのではない」と思うことにし，困ったら上司に指示を仰ぐという方法を考えました。5回の相談後も，③の課題は残っていましたが，「しばらく自分でやってみたい」ということでしたので，3カ月後のメールフォローを約束して，相談はいったん終了しました。

　3カ月後，Bさんはメールで，「ベテランの女性は相変わらず」だが，「上司に相談しながらプロジェクトが何とか無事に終わりそうで，少し自信がつきました」と報告してきました。また週に1回，「残業しない日をつくるために」会社近くのスポーツジムでヨガを習い始め，「気持ちがいい」と感想を述べていました。抱え込まずに対処できていることや，体のリラックスした感覚にも注意が向けられていることが確認できましたので，相談員はその点をBさんにフィードバックし，終了としました。

Part3
人間関係が主なストレッサーとなっている例

1 事例情報

Cさん。27歳，女性。メーカー勤務。

2 Cさんのプロフィール表

C 殿
社員No. 3

	低い／少ない	やや低い／少ない	普通	やや高い／多い	高い／多い
【ストレスの原因と考えられる因子】					
心理的な仕事の負担（量）			○		
心理的な仕事の負担（質）			○		
自覚的な身体的負担度		○			
職場の対人関係でのストレス					○
職場環境によるストレス	○				
仕事のコントロール度★				○	
あなたの技能の活用度★		○			
あなたが感じている仕事の適性度★	○				
働きがい★			○		
【ストレスによっておこる心身の反応】					
活気★		○			
イライラ感				○	
疲労感				○	
不安感					○
抑うつ感					○
身体愁訴				○	
【ストレス反応に影響を与える他の因子】					
上司からのサポート★	○				
同僚からのサポート★	○				
家族や友人からのサポート★	○				
仕事や生活の満足度★		○			

3 ストレスチェック結果の読み取り

❶ストレスの原因因子
「職場の対人関係でのストレス」と「あなたが感じている仕事の適性度」が要注意領域に入っており，「働きがい」と「あなたの技能の活用度」もやや低い状態にあるが，その他の指標については良好な状態。

❷ストレスによる心身反応
「不安感」と「抑うつ感」が要注意領域で，全体的に良くない状態。

❸ストレス反応への影響因子
「上司からのサポート」「同僚からのサポート」「家族や友人からのサポート」が要注意領域にあり，仕事や生活の満足度もやや低い状態。

　ストレスチェックの結果から，現在は心身のストレス反応が高い状態であり，その背景要因として人間関係や仕事の適性度が影響している可能性があると考えられます。まずは心身のストレス反応が休養や治療を要する程度にあるか否かを確認し，その背景要因として職場のサポートの低さや人間関係の悪さがどの程度影響しているかを，確認する必要があります。

　職場のサポートの低さについては，それ自体がストレス要因になっている可能性があることに加え，周囲のサポートが低いために仕事の負担を感じやすくなっている可能性があることにも注意が必要です。さまざまなストレス要因に対して，ふだんよりストレス反応が生じやすい状態にありますので，今回の検査で評価されたストレス要因に限らず，広く確認していく必要があります。

　また，「心理的な仕事の負担（量）」と「心理的な仕事の負担（質）」は比較的軽い状態にありますが，「仕事の適性度」や「働きがい」の低さとの組み合わせから，適切な仕事付与がなされていないことも推察されます。そのことが負担になっている可能性も考慮しながら，面接で確認していきます。

4 相談までの過程

　ストレスチェックの結果，社内で設定された基準で高ストレスと判定されました。健康管理部門から本人にその旨を通知したところ，本人から申し込みがあったため，相談員による相談が設定されました。

相談時の様子

相：こんにちは。今日お話をうかがいますカウンセラーの○○と申します。お名前を確認させていただいてよろしいでしょうか？

C：はい，Cと言います。

相：Cさん，よろしくお願いします。今日は30分ほどお時間をいただいて，先般受けられましたストレスチェックの結果を詳しくご説明したいのと，その結果で少しこちらが心配している点について，状況をうかがいたいと思っています。うかがったお話については，ここにある個人情報保護方針のとおり，健康管理部門以外に伝わることはありませんのでご安心ください。

C：はい。よろしくお願いします。

相：先日のストレスチェックの個人結果は，ご覧になりましたか？

C：はい，見ました。思ったとおりの結果でした。

相：そうでしたか。ここにCさんの個人結果の写しを用意しています。こちらのプロフィール表を使って，ストレスチェックの結果から見たCさんの状態をご説明しますね。まず，一番上の「ストレスの原因と考えられる因子」は，仕事のストレス要因です。たくさんあるストレス要因のなかから，最も健康に影響するものがこちらの九つです。もちろんストレス要因には，仕事に関するもの，仕事以外のプライベートや，身体の不具合に関するものなどさまざまですが，これは仕事に関するもののみを測っています。そして一番下の「ストレス反応に影響を与える他の因子」に行きますが，これは緩衝要因や緩和要因，サポート要因と呼ばれるもので，ストレス要因からの影響を和らげる効果を持つ要因です。これが大きいと，多少ストレス要因が悪化してもその影響を緩和できますが，これが小さい状況にあると，ストレス要因が少し悪化しただけでもその影響が大きく出てしまう，そんな関係にあります。そして，真ん中の「ストレスによっておこる心身の反応」は，その結果として生じる心身の反応を示しています。

　この結果を見ると，Cさんの心身反応は良くない状態にあるようです。不安で気分が沈みがちな状態で，活気もあまり出ず，イライラして疲れも取れにくいし体の節々も調子が悪い，そんな状態にあると出ています。その背景として，職場の人間関係が悪くて仕事も自分に合っていない，仕事の量や質的な負担は少ないけれども，やりがいもあまり感じないし自分の技能もあまり活用されていない，誰かに相談しようにも職場にも職場以外にも相談相手がいない，といった状況にあると示されています。ストレスチェックによる数字上の結果はこのようになりますが，実際のCさんはどんな状況ですか？

C：もう、そのまま、説明されたとおりです。そんな状況です。職場では誰とも話ができません。お昼も一人です。

相：以前からそうですか？

C：今の職場には2年前に異動してきて、最初はそれなりにうまくいっていたんですけど、1年ほど前から先輩に意地悪をされていて、その人と仲のいい人からも距離を置かれるようになって……。きっかけや理由はよくわかりません。

相：意地悪をされるというのは、どのようなことをされるのですか？

C：たとえば、ミスをことさら大きく指摘されたり、仕事が遅いと大声で言われたり。お昼どきにも声をかけてもらえないし。会議の情報共有のメールから漏れていて、開催日の前日にそれがわかって、予定調整が大変になったりしたこともありました。プロジェクトメンバーが全員入っているメールで非難されたことも。あと、人に少し愚痴を言ったことがいつの間にか漏れていて、自分の知らないところで本人に伝えられ、その人の態度が冷たくなったりして。

相：いろいろと嫌な思いをされたのですね。上司はそのことを知っていますか？

C：上司は3カ月前に赴任してきたばかりで、しかも自分のグループの領域は専門外なので、仕事面でも人脈でも、上司がその先輩に頼っている状態です。だから相談しにくくて、していません。

相：ほかに相談できる方はいますか？

C：わかってくれそうな人はいますが、その人も先輩の顔色をうかがっていて、二人でそういったことを話す雰囲気ではありません。しゃべっても雑談レベルで……。

相：部署の外や友だち、ご家族は？

C：以前は、土日に昔からの友人と連絡を取って食事に行くなどして発散していたのですが、最近はそんな気力も出なくて、あまり人と会いたくありません。両親と妹は離れた所に住んでいるのでふだんの交流はあまりないですし、なんというか、仲が悪いわけではないんですけど、「しっかり者」としてやってきたので気軽に話せる感じではないし、期待を裏切るのもちょっと……。

相：ということは、職場で先輩から意地悪をされて、先輩に近い関係の人とも距離ができ、上司にも相談しにくくて、友人や家族にも話していない状況なのですね。話をわかってくれそうな人も、今は話す雰囲気ではないと。

C：はい。

相：そのような状況はつらいですね。その負担が気持ちや身体に出る人も多いと思いますが、Cさんはいかがですか？ この結果では、不安感や抑うつ感が強いと出ていますが。

C：そうですね、本当に……。職場に来ると落ち着かないし、人の目が気になってドキドキします。常に不安な感じです。人のちょっとした態度や言葉が気になって、気

持ちが重くなったり，悲しくなったりします。

相：夜や休日はどうですか？

C：夜は寝つきが悪くて，いつもは12時くらいに眠るのが，1時2時まで眠れないことがよくあります。その間は職場のことを考えたり，思い出したり，嫌な展開を想像したりして，イライラして目が冴えてしまいます。休日も職場のことを考えるとイライラしたり，憂鬱になったりします。考えないように，時間のあるときは泳いだり音楽を聴いたりしています。

相：それは仕事のほうにも影響が出ていますか？

C：今やっている仕事は，なかなかやりがいが見出せなくて。希望した領域でもないです。でも，仕事量は周りと比べてそこまでは多くなくて，残業は月に20時間程度ですし，内容も特段難しい仕事ではないので，自分が疲れていてもたいした影響は出ないと思います。

相：Cさん自身は，やりがいが見出せないのですね。

C：はい，大学では法律の勉強をしてきて，海外とも仕事をしたいからそういったキャリアの積み方を望んでいたのですが，今は法律とはまったく関係のない領域で，国内向けの仕事です。海外と関係する仕事も以前はあったのですが，勉強を続けていても英語があまり得意ではなく，語学堪能な後輩に仕事が回されます。自分にはルーティン業務ばかり充てがわれて，おもしろそうなチャレンジングな仕事は先輩のお気に入りの人に回されるので，悔しいし，モチベーションが上がりません。自分の仕事の進め方が，求められるものと異なることもあると思います。自分はコツコツきちんと進めたいけど，求められるのは瞬発力。仕事面でも自信を失っています。

相：仕事の進め方も，自分の進め方は求められるものとは違うと。

C：そうです。仕事でも評価されないし，そもそも評価されるような仕事は充てられていないし，もう自分は必要とされていないのだろうと感じます。

相談後の見立てと本人への支援

A．心身のストレス反応について

主に職場で生じていた反応が帰宅後など職場以外へも広がり，休日もだるい日が増えるなど，時間的にも持続するようになっています。現時点では治療を要する程度ではないと考えられますが，この状態が続くと悪化していく可能性は高いと考えられます。

B．職場の人間関係について

先輩との関係悪化，それにともない同僚とも関係を持てないことが主なストレス要因となっており，仕事面と精神面に影響しているようです。調整できる立場にある上司には相談ができておらず，事態の改善の糸口が見出せずに抱え込んでいる状態です。キーパーソンを模索するにも先輩との兼ね合いもあり，アプローチには心理的な障害があるようです。

C．業務について

本人にとっては不本意な仕事内容であり，モチベーションが上がらない状態です。キャリアの将来のステップを整理し，今できることを模索していく必要があります。

＊　　　＊　　　＊

これらのことを相談員からCさんにお伝えし，気持ちの整理と，職場での状況や自身の行動を客観的に振り返って対応を検討することをお勧めしたところ，ご本人も希望されたため継続カウンセリングに移行しました。その後，先輩とは勘違いがあったことや，Cさんの態度が関係を悪化させたことがわかり，対応を工夫しながら少しずつ周囲とのコミュニケーションを増やしていきました。その結果，翌年のストレスチェックでは，多くの項目が改善しました。

Part4
キャリアの問題が主なストレッサーとなっている例

1　事例情報

Dさん。35歳，女性。大手化学メーカーの人事部人材開発課。

2　Dさんのプロフィール表

D　殿
社員No.　4

	低い/少ない	やや低い/少ない	普通	やや高い/多い	高い/多い
【ストレスの原因と考えられる因子】					
心理的な仕事の負担（量）		○			
心理的な仕事の負担（質）		○			
自覚的な身体的負担度		○			
職場の対人関係でのストレス				○	
職場環境によるストレス	○				
仕事のコントロール度★			○		
あなたの技能の活用度★	○				
あなたが感じている仕事の適性度★	○				
働きがい★	○				
【ストレスによっておこる心身の反応】					
活気★	○				
イライラ感				○	
疲労感					○
不安感				○	
抑うつ感					○
身体愁訴				○	
【ストレス反応に影響を与える他の因子】					
上司からのサポート★	○				
同僚からのサポート★	○				
家族や友人からのサポート★	○				
仕事や生活の満足度★	○				

ストレスチェック結果の読み取り

> ❶ ストレスの原因因子
> 　「働きがい」「あなたが感じている仕事の適性度」「あなたの技能の活用度」が要注意段階。「職場の対人関係でのストレス」もやや高い状態。
> ❷ ストレスによる心身反応
> 　「活気」「疲労感」「抑うつ感」が要注意段階。
> ❸ ストレス反応への影響因子
> 　「上司からのサポート」「同僚からのサポート」「家族や友人からのサポート」すべてが要注意段階。満足度も低い状態。

　「働きがい」「仕事の適性度」「技能の活用度」が要注意ゾーンに入っていることから，キャリアの問題を抱えていると推測されます。また，「職場の対人関係のストレス」が高く，「上司からのサポート」「同僚からのサポート」が低いことから，職場の対人関係に困難を感じており，職場で相談できずに孤立している可能性も考えられます。「仕事や生活の満足度」「家族や友人からのサポート」が低いことから，プレイベートで悩みを抱えている可能性も考えられますが，プライベートにおいても相談できる人がおらず，一人で悩みを抱えている可能性が高いと思われます。さらに，「活気」が低く，「疲労感」「抑うつ感」が高いことから，キャリアの問題によるストレスがこころの状態に影響を及ぼしている可能性が推察されます。「抑うつ感」が高いことから，抑うつ状態によって，キャリア上の問題を強く認識している可能性もあるため，抑うつ状態の改善が優先される可能性も考えて面接に臨む必要があるでしょう。

  相談までの過程

　健康管理センターからの面接勧奨に対して，高ストレスであるが産業医との面接を希望せず，カウンセラーとの相談を希望するとの回答がありました。カウンセラーは外部の臨床心理士ですが，健康管理センターにて週半日，定期的にカウンセリングを行っています。さらに，ストレスチェックの実施事務従事者になっており，ストレスチェックの結果を見ることができます。

相談時の様子

D：（緊張した様子で入室）こんにちは，Dです。

相：こんにちは。私はカウンセラーの○○です。Dさんですね？ 今日はお忙しいなかいらしていただいて，ありがとうございます。今回はストレスチェックの結果が高ストレスだったのですが，産業医の先生との面接は希望されず，カウンセラーとの相談を希望された，とのことですね？

D：そうです。ストレスチェックの面接として産業医の先生に会うと，人事にその内容が全部行ってしまうんでしょうか？ 私は人事部なので……。私の課が担当ではないのですが，同じ部の人に情報が行ってしまうのは嫌なので希望しなかったんです。カウンセラーとの相談であれば，情報は行かないんですよね？

相：そうです。カウンセラーとの相談は，ふだんの健康管理室での相談と同じで，ご本人の了解なく健康管理室より外に情報が行くことはないので，安心してお話しいただければと思います。ちなみに産業医の先生と面接されても，Dさんの同意なく面接内容が全部人事や職場に行くことはありませんのでご安心ください。

D：わかりました。えーと，何から話せばよいんでしょうか？ こういうのは初めてなので……。もともと私はあまり人に相談するほうではないのですし，人間関係もそんなに得意ではありませんし……。今回ストレスチェックがあって，「高ストレスなので，産業医との面接をお勧めします」と結果が出て，実は「やっぱり」という気持ちがありました。一方で，「そこまで自分はマズかったのか」という気持ちもあって，やっぱり何とかしないといけないかな，と。

相：ご自分でもこのままだとマズイと以前から思われていらして，今回のストレスチェックをきっかけに相談してみようと思われたのですね。もともとあまり相談するほうではないとのことですから，今回こうやって相談してくださるのも勇気がいったのではないでしょうか？

D：そうなんです。今日もやっぱりやめればよかったかな，と思ったりして……。

相：やっぱりやめればよかったかなと迷いながらも，よくいらしてくださいましたね。お話ししやすいところからお話しいただければと思いますが，どうでしょうか？

D：話しやすいところ……えーと，そうですね。ストレスチェックの結果って実はよく覚えていないんですが，私ってどんな感じだったんでしょうか？ そんなにマズかったでしょうか？

相：今日は結果をお持ちですか？

D：いえ，印刷してこないといけないので持ってきませんでした。

相：では，私のほうで印刷したものを一緒に見てみましょう。（結果を見せながら）こ

ちらがDさんの結果ですが，ここが何にストレスを感じているかというところですけど，働きがいが低くて，お仕事の適性が低いと感じておられていて，Dさんが持っている技能が活かされていないと感じていらっしゃる，という結果になっています。ご自分ではどうお感じですか？

D：正直，今の仕事，つまらないんですよ。1年前に今のところに転勤してきたのですが，以前は工場で人事，総務をやっていました。評価もされていましたし，かなり仕事を任されていたと思います。もう少し成長したいと思い，本部の人材開発の公募が出ていたので希望してきたんです。

相：そうすると……今の職場には，ご自分の希望で転勤されてきたのですね。

D：そうです。もっと企画的な仕事がしたい，もう少し成長したいと思って，今の職場に異動してきたのですが……。（納得のいかない表情でうつむく）

相：思われていたのとは違った，ということでしょうか？

D：違いました。私としては，企画的な仕事がしたいと思ってきたのですが，私に任されるのは事務的な仕事ばかり。正直つまらないですし，これじゃちっとも成長できない。それに，人材開発課の同僚たちはできる人たちばかりで，なんかここにいると自分がダメな人間のような気がしてしまって。特に上司はものすごくできる人で，女性なんですけどダメ出しばかりされて，言い方もきついし。きっと私のことを「できない部下」と思っているんだと思います。だから，事務的な仕事しか任せてもらえない。

相：今の職場では，本来Dさんが思い描いていたような仕事がさせてもらえないのですね。しかも，ご自分でもダメな人間のような気がしたり，上司からも「できない」と思われているような気がしているのですね。このような状況やお気持ちのなかで毎日お仕事をされるのは，相当おつらいのではと思うのですが。

D：ええ……つらいです。（うつむいて沈黙）

相：そうですよね。今回のストレスチェックでも，そのつらさが体や気持ちにも出ている結果になっているようです。疲労感と抑うつ感が高く，活気が低いという結果になっています。抑うつ感というのは，「ゆううつだ」「何をするにも面倒だ」「物事に集中できない」「気分が晴れない」といった質問で測っているのですが，いずれの項目にも「ほとんどいつもあった」とお答えになられています。気分の落ち込みが常にあるような結果になっているのですが，実感としてはいかがですか？

D：そうですね。仕事がそんな状況なので気分は晴れません。いつもゆううつな気分です。それに仕事にも集中できなくなってきました。

相：いつ頃からそういう気分だったり，仕事に集中できなくなってきたのでしょうか？

D：ゆううつな気分はもう6カ月ぐらいは続いていますけど……仕事に集中できなくなってきたのは，ここ3カ月ぐらいですね。

相：そうですか……そんなに続いているとつらいですね。そうなると，土日などオフの時間にも影響が出てくる人もいらっしゃるのですが，Dさんはいかがですか？

D：土日ですか……そう言われてみれば，週末はジョギングをしていたのですが，ここ2カ月ほどはしていませんね。なんだかやる気にならなくって。太るからやらなきゃ，とは思うのですが，どうもゴロゴロしてしまって。特に土曜日はゴロゴロしているうちに夕方ってこともあります。洗濯とか掃除とかしなきゃいけないのに，夕方になってしまって，「あーやれなかった」と自己嫌悪になります。

相：そうなんですね。土日に気晴らししたり，リラックスしたり，ということがなかなかできない状態なのですね。

D：そうです。特に日曜日の夜なんかは，月曜日から始まる仕事のことを考えると気が重くなってしまって……よく眠れないこともあります。

　趣味だったジョギングがここ2カ月はできておらず，土日はゴロゴロしていることが多いと答えたDさんは，日曜日の夜はよく眠れないとカウンセラーに伝えました。カウンセラーがDさんの心身の状態をアセスメントしていくと，この2カ月は，日中のパフォーマンスに影響が出るほどの抑うつ状態があるだけでなく，先月より週明けに遅刻をしてしまうことがあると語られました。カウンセラーに安心して話せる感覚が出てきたDさんは，プライベートの話を始めます。

D：仕事はつまらないですし，上司は私のことを「できない」と思ってきつくあたるので，あの上司とはうまくやれる気はしなくって，こんなんだったら異動してこなければよかった，と思ったりもします。わざわざ地元から離れて転勤してきて，何の意味があったんだろうって。なんか悪いほう，悪いほうに行ってる感じですよね。

相：ご自分で希望されて異動してきたものの，悪いほう，悪いほうに行っているように思えてしまって，何の意味があったのか，と何かご自身の決定を後悔するようなそんなお気持ちがあるのでしょうか？

D：後悔……そうかもしれません。異動して半年後に，母のガンが見つかったんです。幸い初期でしたので命に別状はなく，今は落ち着いているのですが。あのまま異動せず地元にいたらもっと母の病院に付き添ったり，いろいろできたのに，と思ったり。結局，地元で結婚している妹に任せっきりで。妹も小さい子どもがいるので申し訳ないと思いながらも，できるだけ週末には帰るようにはしたのですが，やっぱり限界がありますよね。

相：今の職場でのお仕事や人間関係のことだけでなく，お母さまのご病気のこともあったのですね。今は落ち着いているとはいえ，ガンが見つかって治療が始まったときには，Dさん自身もとても不安だったでしょうし，お母さまの近くにいてさしあげ

たいと思ったでしょうね。

D：（涙ぐみながら）ええ……なんかすべてがうまくいかないですね。どうして私はこんなにダメなんでしょう。

相：Dさんがダメなんじゃないと思いますよ。職場が変わって，仕事も変わって，住む場所も変わって，と環境が大きく変わったところにお母さまのことがあって，たくさんの変化とストレスがかかって，消耗してしまっている状態なんじゃないかと思うんです。先ほど，Dさんの心身の状態についていくつか質問させていただきましたが，体や心が疲れている状態かと思い心配ですので，産業医の先生に会って状態を診ていただきたいと思うのですが，どうですか？

D：産業医に会ってどうなるんですか？

相：産業医の先生と会って何らかの医療的なケアが必要かどうか判断していただいて，必要であれば医療機関も紹介してくれます。

D：産業医の先生と会ったら，人事に報告が行ってしまいますか？

相：いえ，行きません。通常の健康管理センターでの相談と同じですので，Dさんが産業医の先生と会ったことは，Dさんの了解なく人事や職場に報告が行くことはありません。

D：会ったほうがいいと思いますか？

相：そのほうがいいと思います。今の状態のままですと，悪いほう悪いほうに考えてしまわれるように思います。産業医の先生には会っていただいて，仕事のことやプライベートのことは私と一緒に考えていく，ということでいかがでしょうか？

D：それなら産業医の先生に会ってみます。とはいえ，今の仕事をどうしていったらいいのか，引き続き相談にのっていただけますか？

相：もちろんです。

本人への支援

　医師との面接を希望しない場合，Dさんのように，人事に知られたくないと思っている場合や，自分の抱えている悩みは医師に相談してもどうにかなるものではないと思っている場合があります。「相談」へのニーズがどこにあるかを明確にしていくことが，大事になります。

　Dさんの場合には，仕事，プライベートで問題を抱え，何とかしたいと思いながらも周囲に相談できずに悪循環に陥り，抑うつ状態になっていました。Dさんの抑うつ状態は，土日に影響を及ぼす状態であるだけでなく，勤怠にも影響が出ていましたので疾病性の可能性が高く，さらに事例性もあることから，産業医につなぐことが必要と判断さ

れました。このレベルであれば，抑うつ状態により，仕事やプライベートの問題を必要以上に悲観的に見てしまっている可能性も高いため，抑うつ状態の改善が優先されます。

しかし，Dさんのもともとの問題はキャリア上の問題であるため，抑うつ状態の改善とともにキャリア上の問題に目を向けていく必要があります。Dさんが抱えていると想定されるキャリア上の問題は次のとおりです。

❶「異動」という転機への対処
❷現在の仕事への適性
❸上司，同僚との人間関係
❹母親の看護などライフキャリア上の課題

Dさんの場合，自ら望んだ「異動」でしたが，工場から本部の人事部への異動であり，しかも転居をともなう異動でした。この転機にDさんが十分に対処しきれないがゆえに，「異動」の意思決定そのものを後悔している状態とも考えられます。Dさんにとって大きな転機であるこの「異動」に，Dさん自身がどのように対処していくのかを考えていく必要があります。

「現在の仕事が事務的なものばかりでつまらない」とDさんは言っていますが，Dさんの希望していた企画的な仕事とはどのようなものなのか，明らかにしていく必要があります。そのうえで，Dさんの適性を能力や欲求の面から検討していく必要があるでしょう。工場の人事総務では評価をされていたとのことですから，どのような仕事であればDさんの能力が発揮できるのか，さらに成長したいというDさんの気持ちはどのようなものなのか，それらが今の職場での仕事と折り合うところがあるのか，などを検討していく必要があります。

上記のような転機や適性の問題が深刻化するケースにおいては，職場での対人関係がうまくいっていないことがあります。もともと対人関係は得意ではないということですが，工場時代の職場での対人関係がどうであったのか，今の職場での対人関係を詳細に聞くことにより，改善の糸口を探していくことができるでしょう。

ストレスチェックで用いる職業性ストレス簡易調査票においては，プライベート上のストレスは測定していませんが，Dさんのように「家庭生活に満足だ」に不満足と付けている場合には，プライベート上の課題を抱えている可能性が考えられます。相談者との信頼関係ができてくると自然に話されることが多いですが，話されない場合もプライベート要因の可能性を頭に置いておく必要があるでしょう。

今回は抑うつ状態の改善が最優先と考え，産業医の面接につなげるとともに，Aさんが何とかしたいと思って相談に来たキャリア上の問題を考えていくために，臨床心理士との相談を継続することとなりました。

Part5
プライベートの問題が主なストレッサーとなっている例

1 事例情報

Eさん。50歳，男性。大手製造業の事務部門，課長職。

2 Eさんのプロフィール表

E 殿
社員No. 5

【ストレスの原因と考えられる因子】	低い／少ない	やや低い／少ない	普通	やや高い／多い	高い／多い
心理的な仕事の負担（量）				○	
心理的な仕事の負担（質）			○		○
自覚的な身体的負担度	○				
職場の対人関係でのストレス				○	
職場環境によるストレス			○		
仕事のコントロール度★				○	
あなたの技能の活用度★				○	
あなたが感じている仕事の適性度★			○		
働きがい★				○	
【ストレスによっておこる心身の反応】					
活気★	○				
イライラ感					○
疲労感					○
不安感					○
抑うつ感					○
身体愁訴					○
【ストレス反応に影響を与える他の因子】					
上司からのサポート★				○	
同僚からのサポート★			○		
家族や友人からのサポート★	○				
仕事や生活の満足度★	○				

3 ストレスチェック結果の読み取り

> **❶ストレスの原因因子**
> 「心理的な仕事の負担（量）」「職場の対人関係でのストレス」の二つがやや高い状態にあり，ストレス因子と考えられる。「仕事のコントロール度」「あなたの技能の活用度」「働きがい」がやや高く，他は普通かやや少ない状態。
> **❷ストレスによる心身反応**
> すべてにおいて要注意段階にある。
> **❸ストレス反応への影響因子**
> 「上司からのサポート」がやや高いことと，「同僚からのサポート」が普通に比べ，「家族や友人からのサポート」「仕事や生活の満足度」が要注意段階。

　上記の結果を読み取ると，職場で上司や同僚（課長）からのサポートが得られているにもかかわらず，「職場の対人関係がストレス因子」となっており，部下との関係が良くないことが考えられます。Eさんは業務経験が長いことから，エキスパートとして能力を発揮し，成果を出してきたであろうことが想像できます。一方で，部下に対しては，マネージャーとして苦労しているのかもしれません。この場合，Eさんは自分にとって荷が重いマネジメント業務を，「心理的な仕事の負担（量）」としてとらえていることも推察されます。

　他方，家族や友人からのサポートがほとんど得られない状況から，職業生活のストレスを和らげる場がないことが考えられます。家族の理解や共感の乏しさ，気軽に相談したりプライベートの時間を一緒に過ごす友人がいないことが，ストレス反応に影響していることも推察されます。

　総合的に判断すると，Eさんが高ストレス状態であることは明確ですが，その背景のアンバランスさが感じられ，職業生活とプライベートの両方から取り組んでいく必要があることが推測されます。

4 相談までの過程

　心身のストレス反応が高いため，産業医による面接指導を勧めました。しかし，ストレスの原因の構成が不可解であるため，相談を受ける際の対応を慎重に進めなければと，補助面接者である相談員の臨床心理士は産業医と話していました。

　相談申込期日の最終日に，Eさんから「少し込み入ったことを相談したいので，ゆっ

くりと時間が取れる臨床心理士の方にお話ししたいのですが……」と，企業内相談室『こころの健康相談』窓口に電話が入りました。

5 相談時の様子

相：こんにちは，相談員をしております臨床心理士の〇〇です。Eさんは今回のストレスチェックの結果による相談を臨床心理士で，とご希望されたのですね？

E：あっ，はい。こんにちは。ええ，そうなんです。常日頃から企業内相談室の案内や，臨床心理士が毎月発行しているニュースレターも読んでいたので，臨床心理士の先生をなんとなく身近に感じていました。とはいえ，相談して本当にいいのだろうかと随分迷いました。

相：来室されるのにハードルが高かったのでしょうか？

E：はい。実は，悩んでいるのは，会社や仕事ではなくてプライベートのことなんです。こんなことで相談に来てもいいんでしょうか？

相：そうでしたか。高ストレス状態の原因が，会社のことではなくプライベートのことなのですね。では，相談希望のご連絡をくださったのは，意を決してのことだったのでしょうか？

E：はい。プライベートのことで相談室を利用するのは間違っているのではないかとか，職場に対して申し訳ないとか，課長として自分自身が情けないとも思っていました。ですが，ストレスチェックの結果を見て，自分が思っている以上に強いストレスを感じていることを知って，このままじゃまずいな，やばいことになるのではと心配になって電話をしました。それに，自分では会社のことはそんなにストレスではないと思っていたのに，仕事の量や対人関係がストレスになっているという結果を見て，すごくびっくりしました。そんなはずはありませんから。

相：そうだったのですね。ストレスの原因が意外だったのですね。さらに，ストレス反応の結果に危機感を感じられた，だから，相談室に行かなきゃと思ってくださったのですね。どんなことがおありだったでしょうか？　プライベートのことであっても，その問題が解決されないと会社生活に影響が出る場合もありますよ。ですので，ここではプライベートの相談もお受けしています。それから，原則としてここで話されたことは，ここだけの話としてお聴きしますので，ご安心していただけたらと思います。とはいえ例外もありますので，そのときは説明いたします。

E：ありがとうございます。自分でもどうしたらいいのかわからなくて，本当にほとほとと困っています。今はなんとか出勤できていますし，仕事もやれていると思っています。でも，いつか部下や会社に迷惑をかけたり，会社に行きたくても行けなくな

る日が来るのではないかと不安でした。
相：はい。
E：何から話せばいいのか……。
相：ご自分のことですか？ ご家族のことですか？
E：あー，家族です。
相：問診票を見ると，家族構成はご両親と奥様，県外にいる大学生の息子さん，高校生の娘さんと，一緒に暮らしているのは5人ですね。
E：はい。県外の実家に両親が2人だけで住んでいましたが，母親が骨折して歩くのが不自由になったことを機に，長男である自分が呼び寄せました。同居して2年になります。弟も，会社は違うけれど，すぐ近くに住んでいます。日頃は専業主婦の妻に両親の面倒を見てもらっていたのですが，数カ月前から両親と妻との関係が悪くなりました。両親が妻を疑うようになってきたんです。
相：疑うというのは？
E：自分たちの物がなくなるって言うんですよ。そうたいした物ではないんですけどね。たとえば，父親のループタイとか母親の小物入れとか……。妻が盗っているんじゃないかと。それで，私たち夫婦の部屋に勝手に入ってきて，乱暴に探すんです。それを妻が嫌がるので注意したのですが，直らないので，私たちの部屋のドアに鍵を付けて両親が入れないようにしました。
相：それは困ったことですね。奥様のお気持ちをお察ししますが，その後のご両親はいかがですか？
E：両親は変わらず，妻が私をそそのかして鍵を付けさせたとして，近所に妻のことを悪く言いまわっています。だから妻は，離婚するか両親を老人ホームのような施設に入れるか，どちらか選択してほしいと。毎日帰宅後に，妻から一日の不満を聞かされています。仕方ないと思いつつも，うんざりしてしまいます。もういい加減にしてくれと。それで，妻と言い争いになったりもするのですが，気分が悪いまま横になると，眠るどころかいっそう目が冴えてしまって全然寝つけない。やっと眠れたと思ったら，すぐに朝になって寝た気が全然しないんです。父親も，夜中に「おなかが空いた」と言っては起き出すことがたびたびあります。自分が対応するようにしているので，なおさら眠れないですね。この状態がもう2, 3カ月続いています。
相：それは大変な状況ですね。ご両親はどこか病院を受診されていますか？ あるいは，かかりつけの医師はいらっしゃいますか？
E：いえ，特には。両親とも血圧が少々高めなくらいで元気なので，食生活には気を配るようにしていますが，どこも悪いところはないんですよ。
相：そうですか。まだ医師に診ていただいていないのでしたら，病気の面から考えてみ

るのも一つのように思いますので，このことを私から産業医の先生に話してもいいでしょうか？
E：はい，お願いします。両親は何かの病気なのでしょうか？
相：そうですね。その可能性もあると思うので，産業医に相談してみましょう。そのためにも，もう少しご両親の情報をいただけますでしょうか？ あるいはEさんが直接，産業医にお話しされたほうがよいかもしれませんよ。産業医からその要請があるかもしれません。
E：はい，わかりました。大丈夫です。
相：ご両親の問題が解決できれば，Eさんと奥様との関係や，睡眠不足にともなうさまざまな症状も改善されるかもしれませんね。
E：そうですね，そうだといいのですが……。実は，まだ気になることがあります。
相：はい。
E：県外の大学に通学している息子のことなんですが，この春に理系の大学院に進学しました。
相：それはおめでとうございます。
E：大学院では実験や研究がメインだとか言って，大学時代もなかなか家に帰って来ない息子でしたが，最近，連絡も途絶えてしまいました。心配になったので，1カ月くらい前に休みを取って，息子に内緒でアパートに行ってみたんです。大家さんに頼んで部屋を開けてもらったら，授業で大学院に行って部屋にはいないはずの息子が，散らかった部屋の中で布団にくるまっているんです。真っ昼間ですよ。びっくりして，「どうした，体調が悪いのか？」と声をかけたら，自分の研究を盗もうとしている人がいて監視されているので大学に行けないと。あまりに真剣に言うものだから，「お父さんが教授に会ってこようか」と言うと，「自分はアカデミック・ハラスメントに遭っていて教授もグルだ」と。どこまでが本当なのかがわからなくて，結局，教授にも会わず，そのまま自分だけ帰ってきたんです。今も息子とは連絡が取れないままなので，あのとき連れて帰ってくればよかったと後悔しています。妻にはそのことでも責められるし。このままでは心配なので，また会いに行かなくてはと思っているのですが，両親のことで会社を休むことが続いているので，部下の手前，休みにくくて……。
相：それは心配ですね。すぐに連絡が取れる息子さんの友人はいますか？ それから，大学には学生課や保健室も学生相談室もありますから，そこに電話をして，事情をお話しして教授とつながっていただいたらいかがでしょうか？ それから，Eさんは課長ポストですので，部下のことも気になることと思います。Eさんの上司である部長に状況をお伝えして，しばらく介護や看護のための休業申請が増えることにご承諾をいただいておきましょう。そして，部長から部下の方々への説明もしてい

　　　　ただくようにしましょう。家の一大事ですから。ご家族が安定しないことには，E
　　　　さんも安心して仕事に取り組めないのではないでしょうか。
E：おっしゃるとおりです。介護休暇というのがあるのですか。知りませんでした。自
　　　分のようなケースでも取れますか？
相：もちろんです。ご両親の受診に同行する場合は，介護休暇として申請しましょう。
　　　ただし，使い方には規定がありますから，人事部に問い合わせてみてください。
　　　息子さんも，もしかしたら，治療が必要になってくるかもしれませんから。
E：わかりました。このあと早速，人事部と，息子の大学の学生課に電話をしてみます。
相：では，改めてお聴きしますが，Eさんが職場のストレスとして仕事の量が多いと感
　　　じていらっしゃるのは，家庭のことが気になっていて少しでも早く帰宅したい気持
　　　ちや，そのことで焦りがあるので，部下から仕事の報告を聞くことも煩わしくなっ
　　　ているからでしょうか？
E：たぶんそうだと思います。両親のことや息子のことが起こる前は，私はもっとたく
　　　さんの仕事をしていましたし，残業も休日出勤も苦ではなく，むしろやりがいがあ
　　　る業務が与えられていると思っていました。それが今は，仕事は面白いと思ってい
　　　るにもかかわらず，身が入らなくボリュームが多いような気がしてなりません。
相：職場の対人関係も，同じことでしょうか？
E：はい。今は，本来ならやるべき業務が思うようにやれていない状況です。部長や
　　　部下への後ろめたさや申し訳なさから，いつのまにか人を遠ざけるようになってい
　　　きました。それでも，部長は何かあったのかと声をかけてくれるし，同期の課長も
　　　気にかけてくれています。部下も自分に普通に接してくれています。だから余計
　　　に，家族のことで仕事が回らなくなっている自分が，情けなくて情けなくて仕方あ
　　　りません……。自分は課長として失格なのではと考えるようになって，それで眠れ
　　　なくなることもありました（涙ぐむ）。
相：よくお一人でここまでやってこられましたね。そして，よく思い切ってご相談に来
　　　られましたね。会社の人事制度や社会の支援制度をうまく活用しながら，弟さん家
　　　族にもご協力をいただきながら，乗り越えていけるといいですね。
E：はい，そうしたいと思います。

本人への支援

　Eさんとの相談終了直後に，相談員から産業医にEさんの事情や状況を伝えました。
Eさんが産業医との面接を承諾されていたので，すぐに産業医面接が実施されました。
　産業医からEさんに両親が受診すべき病院を紹介したところ，Eさんは自分の弟とと

もに両親の初診に同行しました。両親に投薬治療が始まって落ち着いてきたことと，両親の面倒を弟夫婦と交代でみていくことにしたため，Ｅさんの妻も少しずつ落ち着きを取り戻してきました。

　息子さんについては，Ｅさんが大学の学生課に連絡を入れたことで，保健室と学生相談室と連携がとれ，専門医を受診することになりました。

　職場では，職場内の環境が良好であるなら，上司や部下に率直に状況を説明して理解と協力を求めては，と相談員から勧めました。Ｅさんは，介護休暇など人事制度の利用や，職場の協力，身内の援助，具体的な対処策の助言や情報が得られたことから，問題自体は解決していなくても少しずつ不安感が下がっていきました。

　Ｅさんは，ストレスチェックにより明らかな心身のストレス反応が見られていたものの，産業医と企業内相談室の支援により安心が確保できたことで，早い段階で諸症状が消失したので，投薬治療は必要ありませんでした。その後，時折，企業内相談室の相談員に近況報告のメールが届きます。今は，以前のように活発に仕事に従事するＥさんの姿が見られるようになりました。

Part6
ライフイベントが主なストレッサーとなっている例

1　事例情報

　Fさん。39歳，女性。大手食品メーカー子会社の開発部門に所属，部下を持たない課長職。

2　Fさんのプロフィール表

F 殿　社員№ 6

	低い／少ない	やや低い／少ない	普通	やや高い／多い	高い／多い
【ストレスの原因と考えられる因子】					
心理的な仕事の負担（量）				○	
心理的な仕事の負担（質）					○
自覚的な身体的負担度			○		
職場の対人関係でのストレス		○			
職場環境によるストレス			○		
仕事のコントロール度★		○			
あなたの技能の活用度★				○	
あなたが感じている仕事の適性度★			○		
働きがい★			○		
【ストレスによっておこる心身の反応】					
活気★	○				
イライラ感			○		
疲労感				○	
不安感					○
抑うつ感				○	
身体愁訴					○
【ストレス反応に影響を与える他の因子】					
上司からのサポート★				○	
同僚からのサポート★			○		
家族や友人からのサポート★			○		
仕事や生活の満足度★			○		

3 ストレスチェック結果の読み取り

❶ストレスの原因因子
「心理的な仕事の負担（質）」が要注意段階，「心理的な仕事の負担（量）」はやや高く，「仕事のコントロール度」はやや低い状態。

❷ストレスによる心身反応
「活気」「不安感」「身体愁訴」が要注意段階。「疲労感」「抑うつ感」はやや高い状態で，「イライラ感」のみ普通。

❸ストレス反応への影響因子
すべてが普通以上（良好方向）に分布。「上司からのサポート」がやや高い状態。

ストレスの原因因子は，仕事の負担とコントロールに関してのみ要注意ゾーンに入っています。この部分からは，仕事そのものの負担感が強く，かつ仕事のやりにくさを感じていることがうかがわれます。特に，Fさんが課長職にあることを考えると，実際にはコントロールはより不良な可能性もあるかもしれません。また，ストレスによる心身反応は，ほとんどの項目が要注意ゾーンに入っています。一方で，職場の対人関係でのストレスは低く，技能の活用度や仕事の適性度，働きがいなど，「資源」として考えられる側面はある程度保たれていることも重要なポイントでしょう。ストレス反応への影響因子は「上司からのサポート」がやや高く，その他のサポートや満足度においても普通の水準である程度機能していると考えられ，この部分もFさんの資源となっていると推測されます。

4 相談までの過程

事業所内の健康管理室が管理する一般のメンタル相談（通常のセルフケア窓口）受付に，メールで相談依頼がありました。産業医の面接は希望しないが相談をしたいという希望だったので，相談員が対応することになりました。

5 相談時の様子

F：こんにちは。メンタル相談はここでいいんですか？ 15時に予約しました……。
相：こんにちは，どうぞこちらへ。今日の相談の対応をします○○です。お名前をうか

がってよろしいですか？
F：Fです。
相：Fさんですね，よろしくお願いします。
F：よろしくお願いします。
相：メールをありがとうございました。まずはこの相談の位置づけについてご説明させていただきます。この相談はFさんのご希望によって実施するもので，ご相談の内容は職場の上司や人事などを含め外部に伝わることはありませんので，どんなことでも安心してお話ください。
F：わかりました。内容は伝わらないんですね？
相：はい。
F：わかりました。
相：では早速ですが，相談してみようかなと思ったきっかけはありますか？
F：そうですね，それはストレスチェックの結果をもらったことでしょうね（ストレスチェックの結果の用紙を広げる）。このところ少し疲れ気味だと自分でも感じていまして，それで，結果のここの部分に「高ストレスなので産業医に面接してください」みたいなこと書いてあって，ああやっぱり，とか，ちゃんと結果に出るんだな，と思いました。
相：ストレスチェックの結果で「高ストレス」とあり，思い当たるところがあったということですか？
F：ええ。あと，私の場合，自分がやりたいことを仕事にできている面があって，今も仕事が嫌いではないんですが，以前は仕事に打ち込んでいるのが楽しいというか，今思うと充実感をすごく持ててたんだと思うんです。でも，今はそう思えないというか。前と自分が何か変わっちゃったような感じがして，気持ち悪いんです。

　ストレスチェックの結果を説明すると，「なるほど，こういうふうに出てくるんですね。確かに気分が少しすぐれないのと，体がしんどい感じはありますね」と納得をした表情を見せ，「職場的には大きな問題はないと思っていますので，だいたいは今の状態を反映していると思います」とお話しされました。続いて，不調感が生じてきた時期やそのきっかけを聞くことにしました。

相：では，そういういろいろな変化というか，症状が出はじめたのはいつ頃ですか？
F：それはたぶん昨年の10月以降ですね。10月以降，少しずつ出はじめて，ここ2カ月くらいで強まってきていると思います。
相：10月というのは，何か明確なきっかけがあったんですか？
F：ええ。実は昨年の10月に出産しまして，産休の後，3カ月ちょっと育休を取って，

4月に復職しました。子どもを始終抱っこしているので，肩とか背中の凝りとかはまあ当たり前かなと。あと，今も母乳をやっているので，夜間も頻繁に起きて授乳しますし，睡眠が短くなっているのは仕方ない面もあるかなと。

相：いやー，それは大変ですね。ちなみに，出産前や産休前に，体調面で「おかしいな」という変化はありませんでしたか？

F：そうですね。もちろん腰痛とか少し寝苦しいとかはありましたが，まあ仕方ないかと思える範囲でしたし，職場や仕事では問題はなかったと思いますね。9月の頭まで働いていましたが，その頃はむしろ同僚とか上司が心配してくれて，私はもっとできると思っていても「もういいよ」と止められたり，何かといえば「大丈夫か？」と心配されたりして，ありがたかったですが，ちょっと仕事面で物足りないなと思うこともあったくらいです。

　ご本人が変化を感じた時期をうかがうなかで，出産や復職という大きなライフイベントが語られています。確かに出産は大きなきっかけとなっているようですが，同時にストレス反応が強まっていると感じているのは，ここ2カ月くらいであることにも注意が必要でしょう。この時期のストレス反応の強まりについて，さらに質問しました。

相：そうしますと，出産前は特に大きな問題はなく，出産後いろいろ大変で常にどこか不調な感じもあるものの，比較的最近まで，2カ月くらい前ですか，までは「まあ，仕方ない」と思える範囲だったということでしょうか？

F：そうですね。うん。「変だな」という感じは比較的最近だと思います。

相：それについても，2カ月くらい前の頃の状況はどうでしたか？

F：ええ。基本的には今も同じですが，朝，子どもを保育園に連れて行って，会社に来て，今は時短なので皆さんよりだいぶ早い時間に退社しますが，すぐお迎えに行ってというリズムのなかで，バタバタしていましたね。最初の1カ月は「いかに限られた時間内で成果を出すか」「子どものことは言い訳にしたくない」とずっと考えて，ずっと気を張っていたと思います。今もそれは大事だと思っていますが……。

相：忙しいなか，ずっと気を張ってこられて，しかもそれが必要なことだと考えてこられている。今でもがんばっていらっしゃるようですが，でも今，ちょっと違うものも感じているんでしょうか？

F：ええ……。そうですね。でも，今もがんばらないといけないとは思っているのは本当ですし，ある程度できているとは思うのですが，でも，「ちょっともう無理かも」というか，苦しいと思うこともあるんです。ええとですね……，実はちょうどゴールデンウィーク明けに，自分でも少し信じられないようなミスというかトラブルを起こしたんです。ちょっと前に，営業から新規提案のための試作品作りの依頼が

あって，ある程度の規模の提案になるからと言われていたんですが，そのなかで肝心のスケジュール確認が抜けてしまって。本当は，工場のほうからも人を出してもらって，私の仕切りでプロジェクトを立ち上げないといけなかったんですが，それがまったくできていないということが随分たってからわかってきて。結局は営業の人には少し時間をもらい，工場の人には無理を言って人を出してもらいました。工場のほうからは私の上司に対してかなり強硬なクレームが入ったんですが，上司は私をかばって，上司自身の確認が不十分だったことが原因だということで謝罪してその場を収めてくれましたし，私に対しても「気をつけようね」と一言で済ませてくれて，その後も変わらない態度で接してくれているんですが……。

相：そうでしたか。Fさんとしては通常は起こさないようなトラブルということでしたが，その後何か気になったりはしていませんか？

F：うーん，そうですね。正直に言うと，「あー，やっぱり子育てと仕事の両立は無理なのかもしれない」とか，「自分は自分で思っていたほどの能力はないんだ」とか，「上司も同僚も今までどおり接してくれるけど，本当はやりにくいなとか，邪魔だなと思っているんじゃないか」とか考えるようになってますね。逃げ出したいというか……。

相：周りの人の考えとか気持ちが気になって，自分のなかでもいろいろ考えてしまうようになっているんですね？

F：はい。でも，そうは言ってもそればっかり考えていると仕事にならないので，仕事中はできるだけ，そのときできることに集中するようにしていますが，それでも，やっぱり一人になると考えてしまっているというのか，ボーとそんなことを思い出しているような感じです。

相：一人になると，ということですが，どんなときが多いですか？

F：一番は夜中に授乳で起きたときですね。前だったら，子どもがまだ飲んでいてもウトウトしてしまうくらいの状態だったのに，今は，ふと「この子にも悪いことをしているのかな」って。そこから仕事のことも思い出してしまって「無理かも」と。あっ，それで最近うまく眠れないんでしょうね。考えすぎてるのかな……。

6 本人への支援

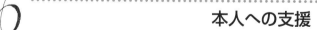

相談のなかで，複数のライフイベントが生じ，それらが関連し合っていると判明したことについて振り返りました。また，物事に対するとらえ方や考え方にも影響が生じている様子が明らかとなりました。元来真面目で責任感が強く，「ねばならない」という思考が強まることもあったようですが，さらに仕事上のトラブルの後には，自分自身に

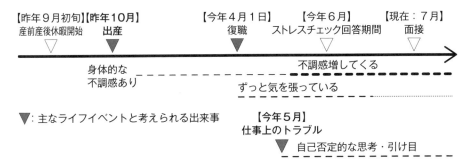

図4-1　Fさんの事例における時系列の整理

ついてネガティブな考え方をするようになっていました。そのように考えるようになったことで，いっそう眠れない，自分でも「変だ」と感じるような不調感など，ストレス反応が強まっていた面もあるようです。

このように，ライフイベントがあった場合には，それ自体による影響だけではなく，関連する考え方の変化によっても，大きな影響が生じることもあると考えられます。そこで，イベントだけでなく，その影響についても質問するとよいでしょう。聞き取りの際の参考に図4-1を示しましたが，ライフイベントの時期や変化を整理しながら聞き取りをすることで，本人の状況や変化を理解する助けになると考えられます。

一方で，ライフイベントが生じている場合でも，ストレスチェックの結果に良好な部分が残っていることにも留意が必要です。これらの点は，ライフイベントにより生活状況に変化が生じているなかにあって，貴重な資源として評価できると考えられます。

事例では，自分の目の前のことに集中することや，生活のリズムを整えようとするなど，良好な対処行動も見られました。そこでそれらの点をフィードバックしたところ，「もう少し整理できれば，少し進んでいけるような気がする」と話されました。そのため，まずは今後3回をめどに，問題の整理と対処行動の検討を目的としてカウンセリングを行い，必要に応じて心理教育的な情報提供を行うこととなりました。また，仕事面では現在でも配慮は受けているものの，一部やりにくさを感じている面もあることが判明しましたので，時短勤務のなかで十分に手が回らない部分を中心に，業務面のフォロー役をつけてもらうことや，ときおり上司と業務進捗の確認ミーティングを行うなど，限られた時間だからこそ情報共有を進めることを本人自身から上司に働きかけていくこととし，次回以降その進捗状況を確認していくことにしました。また，育児に関しては，夫や双方の父母の協力や，保育園の"ママ友"から情緒的なサポートを得られていることから，今後も周囲の支えを得ながら進めていくことを確認しました。

以上のように，ライフイベントが原因となりストレス反応が高まっている場合には，現実に沿った対応策を検討するとともに，本人の持つ資源を最大限に活用する方向性を確認していくことが，改善に向けた支援になるのではないかと考えられます。

Part7
故意に悪く見せかけようとしていることが疑われる例

1 事例情報

Gさん。38歳，男性。大手電機メーカーの購買部，主任。

2 Gさんのプロフィール表

G 殿　社員No. 7	低い／少ない	やや低い／少ない	普通	やや高い／多い	高い／多い
【ストレスの原因と考えられる因子】					
心理的な仕事の負担（量）					○
心理的な仕事の負担（質）					○
自覚的な身体的負担度				○	
職場の対人関係でのストレス					○
職場環境によるストレス				○	
仕事のコントロール度★	○				
あなたの技能の活用度★	○				
あなたが感じている仕事の適性度★		○			
働きがい★		○			
【ストレスによっておこる心身の反応】					
活気★	○				
イライラ感					○
疲労感					○
不安感					○
抑うつ感				○	
身体愁訴					○
【ストレス反応に影響を与える他の因子】					
上司からのサポート★	○				
同僚からのサポート★		○			
家族や友人からのサポート★		○			
仕事や生活の満足度★		○			

3 ストレスチェック結果の読み取り

❶ストレスの原因因子
「自覚的な身体的負担度」「職場環境によるストレス」「あなたが感じている仕事の適性度」「働きがい」の四つを除いて，他はすべて要注意段階。要注意段階にない四つの因子もやや高い状態。

❷ストレスによる心身反応
「抑うつ感」を除いて，すべて要注意段階。「抑うつ感」もやや高い状態。

❸ストレス反応への影響因子
「上司からのサポート」が要注意段階。他のサポートもやや低く，満足度もやや低い状態。

多くの尺度が要注意ゾーンに入っています。このような結果が生じる場合には，①すべての項目に「そうだ」と評価している，②でたらめに付けている，③故意に悪く見せかけようとしている，④実際に状況も状態も悪い，の四つの可能性が考えられます。職業性ストレス簡易調査票の場合，逆転項目（他の項目と意味内容が反対の項目）が含まれるので，①のように回答してもこのような結果にはならず，逆転項目の尺度のみが良好な結果になります。②のように回答しても，すべて悪いという結果にはなりません。したがって，③または④の可能性があります。

故意に悪く見せようする場合，①支援を求めている可能性，②職場に対する強い不満などがあり，ストレスチェック制度を利用してその改善を図りたいと考えているなど，この制度を利用しようとしている可能性が考えられます。それらの可能性を考慮したうえで，相談に臨む必要があるでしょう。

4 相談までの過程

「高ストレスであるが，産業医の面接指導を希望するかどうか迷っている」と，健康管理センターの相談窓口に連絡がありました。健康管理センターに所属する臨床心理士が，相談を担当することになりました。ストレスチェックの結果については，相談申込時に，相談員に開示してもよいと本人から同意を得ています。

相談時の様子

- G：こんにちは。ここがストレスチェックの相談の窓口ですか？
- 相：こんにちは，私は相談員の○○です。13時に予約された方ですか？ お名前を教えていただけますか？
- G：はい，Gです。
- 相：Gさんですね。こんにちは。
- G：こんにちは。
- 相：今日は忙しいなかをお越しくださり，ありがとうございました。今回の相談ですが，Gさんのストレスチェックの結果が高ストレスだったのですが，現時点ではGさんは産業医との面接を希望されていないということなので，こちらの相談窓口で相談をなさるということでよろしいでしょうか？
- G：はい。でも，そもそもこの調査ってどんな目的なんですか？
- 相：この調査は，労働者のメンタルヘルスの不調を未然に防ぐためのものです。
- G：この結果は，会社の人事にはわかってるんですよね？
- 相：それはありません。今回の調査は健康管理センターで行って，結果について人事に伝えることはありません。
- G：それでも，何か問題がありそうな人のことは伝えたりとかありそうな……。
- 相：結果の内容にかかわらず，お伝えすることはありません。
- G：話した内容はどうなんですか？
- 相：ここでお話いただいた内容を伝えることはありません。それは通常の相談と一緒です。
- G：医師への面接を希望する場合には，話した内容は会社に伝わるんですよね？
- 相：医師の面接指導であっても，面接の内容が全部，会社に伝わるわけではないんですよ。
- G：そうなんですか。ストレスチェックの結果を会社に伝えるって，そういうことかと思ったんですが。
- 相：ただ，医師が作成した意見書については，会社側に伝えられることになります。
- G：そうなんですね。
- 相：プライバシーの扱いについてはおわかりいただけたようなので，内容の説明に移ってもよろしいですか？
- G：いいですよ，はい。
- 相：今日，結果はお持ちですか？
- G：ありますよ。ストレスチェックのですよね？

相：はい。今日はまず，簡単にその内容をご説明したいと思います。そのうえで，Gさんのお話をうかがえればと思いますが，いかがですか？

G：はい。

相：では，こちらをご覧ください。今回の調査は，働いている人のストレスを調べるものです。内容は，このプロフィール表にあるように，「ストレスの原因と考えられる因子」「ストレスによっておこる心身の反応」「ストレス反応に影響を与える他の因子」の三つです。一般的に「原因」が多いと「反応」も多い，「原因」が少ないと「反応」も少ないという傾向があるんですが，個人差があります。人によっては「原因」が少ないのに「反応」が多いとか，逆に「原因」がとても多いのに「反応」が少なくて大丈夫だとか。

G：はい。

相：その個人差に影響する要因が「他の因子」，ここに書いている「サポート」と「満足度」です。このように，大きく三つの内容で聞いています。結果の見方ですが，こちらのグレーに塗っているゾーンに入っていれば注意が必要な段階になります。たとえば，「心理的な仕事の負担（量）」から「職場環境によるストレス」については，高ければ注意が必要。一方，「仕事のコントロール度」から「働きがい」については，低ければ注意が必要な状態です。それでGさんの結果なんですが，「ストレスの原因と考えられる因子」については，ほとんど全部このグレーゾーンに入っている。「自覚的な身体的負担度」「職場環境によるストレス」はそうじゃないですが，他は全部，要注意なんです。つまり，非常にストレスの原因が多い，という結果です。

G：はい。

相：結果をご覧になってどう思われましたか？

G：すごく悪いなというのは，見てわかりますね。

相：結果から見るとそうなりますね。ただ，注意していただきたいのは，これはあくまで自己評価です。自分で高いと付けたから高くなったということですね。また，相対的な評価なので，今回の結果は他の人が「はい」と付けた個数より，Gさんが「はい」と答えた数が多かったにすぎないんです。血圧とかコレステロールのような客観的な測定値とは違うんですね。

G：なるほど。

相：また，これは時期によっても変わりますので，その時々の状況によっても高くなったり，変化したりということがあります。

G：これ，やったのは1カ月前ぐらいでしたっけ？

相：そうですね。

G：であれば，あんまり変わらないかもしれないですね。

相：そうなんですか。

最初の説明で安心したのか,「たぶん,ずっと悪い状態かもしれません」と,Gさんは話しはじめました。Gさんは購買部に所属し,生産部門の部品調達のためにサプライヤーとの交渉を行うだけでなく,開発・設計部門や生産管理部門とも調整をする仕事を担当していました。しかし,上司である課長の仕事の進め方が「むちゃくちゃ」で,「とにかくコストを下げろの一点張り。前年より何％下げろと言う一方で,品質は落とさないようにとも言う。サプライヤーに説明がつかないが,それを要求しろ,無理なら他の安いところを見つけろ,と言うんです」「できなかった部下に対しては,みんなの前でけちょんけちょんにけなすんです。パワハラですよ。みんな不満を持っている」と,上司への不満を述べます。「結局,われわれの仕事はただ,サプライヤーにコスト低減を求めて,できた伝票を右から左に流すだけになっている」と,暗い表情で話します。

　「ストレスによっておこる心身の反応」についても,「抑うつ感」を除いてすべて要注意状態になっていることを説明すると,「いつも腹を立てている。イライラが止まらない」「寝言で怒鳴っていたと妻に言われた」「肩凝りがひどくて疲れが取れない。いつも身体がだるい」と,心身の反応の結果についても実際に自覚している様子がうかがえました。月残業時間は45時間ですが,だいたい22時頃に帰るので,「神経だけが興奮してなかなか寝付けない」とのことです。

　「ストレス反応に影響を与える他の因子」は,「上司がこうなのは当然」だが「同僚が悪いのはよくわからない。間違って付けたのかもしれない。やっぱり共通の敵（上司）がいるから,それでまとまっているのはある」「妻も,『あまり無理をしないで。いざとなったら健康を優先して』と言ってくれる」と,おおむね状況どおりでした。

G：だから結局,上司の問題なんです。
相：上司の仕事の進め方に不満があって,腹が立って仕方がないんですね。
G：そう。たぶん,同僚でも相談希望を出してるのがいると思います。ちょっと限界ですよ……。こういうのって,この相談で何とかならないんですか？
相：えっ,上司についてですか？
G：たとえば,医師の面接で「上司を替えてくれ」と言ったら替えてくれるとか……。
相：それは難しいと思います。
G：うちの部署,10人が言ってもダメですか？
相：医師の面接で,Gさんの残業を制限するとか,担当作業を変更するとかということはあっても,上司を替えるというのはないと思います。ただ,この結果については,部署別の結果をもとに職場全体に対する意見を述べることがあると思いますので,Gさんの部署全体が悪ければ,そのことについて改善の意見を述べる可能性はあると思います。
G：そうなんですね。

6 本人への支援

　結局，Gさんは医師の面接指導は希望しませんでした。そこで相談員から，①現在，上司との関係で苦痛を感じていて，健康上の問題が起きていると言えること，②上司に対する苛立ちでエネルギーを全部持っていかれてしまっているので，そのぶん，本来のGさんの能力が発揮できていない可能性が高いこと，③上司の仕事の進め方や態度に対するGさんの受け止め方や対処の仕方を整理し，考えることが鍵になることを伝えました。Gさんも思うところがあったのか，「少し落ち着いて考える時間があったほうがいいかもしれませんね」と話しました。そこで，Gさんについては，相談員との相談を継続することになりました。

　今回の結果は，故意に悪く見せかけようとしている可能性も考えられましたが，上司との問題のために，職場全体に対する不満が生じ，健康状態も実際に悪化していると考えられました。また，初回の面接での様子から，Gさんは上司の仕事の進め方や考え方に強く反発していると同時に，自分自身が思う仕事の進め方へのこだわりも強いことがわかりました。そのようなこだわりが，上司との感情的な軋轢を生み，Gさんが疲弊する原因になっているようです。

　そこで，今後はその点について理解を深めてもらい，現在の部署での働き方を検討する方向で支援することを考えました。同時に，健康状態についても確認し，必要があればセンターの医師や医療機関との連携も求めることとしました。

第 5 章

対象者のニーズに合わせた
セルフケアの支援方法

Part 1
感情のコントロール

I ▶▶ 認知再構成法

1 事例★上司に仕事のミスを指摘されることがつらい

　入社1年目のくよ子さん（女性，23歳）。昔から人の顔色を気にして，ビクビクするタイプでした。くよ子さんの上司は細かい人で，くよ子さんが作成した書類のスペースや改行の位置といった書式の細部に至るまで，熱心に指導するタイプです。

　ある日，くよ子さんは初めて会議のプレゼンを任されました。この仕事は，同期のなかでもこれまで任された人のいない，重大な役でした。くよ子さんはプレッシャーを感じながらも，十分に準備に時間をかけて臨みました。しかし，会議での皆の反応は今一つでした。会議が終わると上司はくよ子さんに，「時間配分をもう少し考えないと」と言いました。くよ子さんは愕然（がくぜん）としてこう考えました。

> あれだけ時間をかけて準備したのに，こんなに評価されないなんて……。この先どう頑張ったって無駄だろう。いや，他の会社に運良く転職できたとしても，そこでもまたつぶされるんだ。もう生きていけない。

　この会議の1週間後に行われたストレスチェックでは，ストレッサーの「質的負担」，ストレス反応の「抑うつ感」が高いという結果が返却されました。

2 アセスメント

　くよ子さんのように上司から仕事に関する指摘を受けた後に落ち込むことは，多く見られるものです。特に，新入社員に陥りがちなパターンではないでしょうか。しかし，こうした状況は「認知再構成法」を身につけることで，打開できるようになります。

　「認知再構成法」の「認知」とは，本来は人間の情報処理にかかわる判断や記憶，推理などの過程を総称する名称ですが，ここでは物事の「考え方」のことを指しています。

私たちが必要以上に落ち込んだり，心配したり，腹を立てたりしているときには，この「認知」に歪み（表5-1参照）が生じているといわれています。認知再構成法を用いることで，この認知を修正することができ，過剰なストレス反応を和らげるというわけです。

ここでは，①認知の歪みに気づいて，②状況をもう一度整理して，③新しい別の見方ができないか検討する，ことを目的とした三つのワークを用意しました。これらのワークを通して視野を広げ，柔軟なものの見方を身につけることのできる認知再構成法の手順を支援しましょう。

表5-1　認知の歪み

認知の歪み	説明と具体例
一般化のしすぎ	一つの失敗や嫌な出来事だけを根拠に「いつも……だ」「すべて……ない」のように，「一事が万事」式に考える。 例：一つのミスから「私ははいつもだめだ」と考える。 　　「あの部下にはいつも手がかかる！」とイライラする。
自分への関連づけ	良くないことが起こったとき，自分に関係ないことまで自分の責任だと判断する。 例：上司がそばで不機嫌そうにしていると，自分が何か悪いことをしたのではないかと気になる。
根拠がない推論	はっきりとした証拠がないまま結論を急ぎ，否定的にあれこれ考える。 例：すれちがった同僚が自分に気づかなかったことを，「あの人は私のことが嫌いだから無視した」と考える。
全か無か思考	物事を白か黒かで考える。善悪をはっきりさせないと気がすまない完全主義の傾向。 例：全部完璧にできないくらいなら，最初からその仕事はしない。 　　さっきからいろいろ言っているけど，要はだめなんでしょう！
すべき思考	「〜すべきだ」「〜しなければならない」といった思考。 例：常に成功して，決して失敗してはならない。親を悲しませてはいけない。一生懸命やれば人生はうまくいく。きつくても仕事しなければならない。
過大評価と過小評価	自分の欠点や失敗を実際よりも過大に考え，長所や成功を過小評価する。逆に，他人の成功を過大に評価し，他人の欠点を見逃す。 例：私が今回抜擢されたプロジェクトなんてたいしたものではない。しかし，あの人は多少ウソつきだが，上司から評価されていて素晴らしい。
感情による決めつけ	客観的事実ではなく，自分がどのように感じているかを手がかりにして状況を判断する。 例：あの人と話しているだけで，こっちはイライラするのよ。だからあの人は悪い人よ。こんなに傷ついてつらい気持ちなので，相手はひどい人だ。

3 ワーク

ステップ① 認知の歪みに気づく

　誰しも一つか二つは，考え方のくせを持っていると言われています。最近，取り越し苦労をしたり，くよくよ落ち込んだり，イライラが収まらなかったりした経験はありませんか。

　まずは，その経験を客観的に振り返るために，「状況」「自動思考」「気分」の三つの要素に分けて書くことを身につけてもらいます。これを「コラム法（思考記録表）」と呼びます。経験したことを表に書き込んでいく作業に対して，「学校の勉強のようで嫌だ」と言われる方もなかにはいますが，わざわざ書くこと（外在化）で冷静に一連の経験を振り返ることができ，陥っている悪循環に気づきやすくなると伝えると，うまくいきます。

　はじめに，「状況」を書いてもらいます。ここには，嫌な気持ちになったきっかけの出来事について書きます。いつ，どこで，誰と，どんなことがあったのかを，具体的に書き出します。次に，「気分」を書いてもらいます。ここには，そのときの気分や感情を書き込みます。気分は一つの言葉で表すことができます。「怒り」「不安」「落ち込み」などがそうです。反対に，「無視したんだ」「嫌われたんだ」「自分が悪いんだ」などの文章の形で表されるものは，その次の「自動思考」に書き入れます。自動思考は認知の一種で，出来事を経験した瞬間に自動的に出てくる考えやイメージのことです。この自動思考に気づいて，歪みがないかどうかをチェックします。認知の歪みについては，表5-1で当てはまるものをチェックします。

　認知の歪みが見られたら，文末に（　）付きで，どのような種類の歪みが見られるのかを書き入れておきます。くよ子さんの記入したコラムは，表5-2のようになりました。くよ子さんには，「一般化のしすぎ」のくせが当てはまったようです。今回の会議でのプレゼンは，くよ子さんの数多く受け持つ仕事のうちの一部にすぎません。その一部について上司に指摘されたからといって，くよ子さんの全人格が否定されたわけではないのです。しかし，くよ子さんは，「この先も頑張っても無駄だ」「他の会社でもまたつぶされるんだ」「生きていけない」とまで，拡大していきました。繰り返しになりますが，今回指摘されたのは，くよ子さんの仕事の一部にすぎません。生きていけないほどの打撃を受けるのは非現実的です。

ステップ② 状況をもう一度整理する

　認知の歪みに気づくと，事実に圧倒されすぎずに，「あっ，もしかしたらこんなに

表5-2　くよ子さんの三つのコラム

状　況	会議の後に，上司から「時間配分をもう少し考えないと」と言われた。
気　分	落ち込み
自動思考	・あれだけ時間をかけて準備したのに，上司は評価してくれなかった。［全か無か思考］ ・この先どう頑張ったって無駄だ。他の会社でもまたつぶされるんだ。もう生きていけない。［一般化のしすぎ］
根　拠	
反　証	
代わりの考え	

ショックなのは，認知の歪みのせいかも」と，立ち止まることができるようになります。立ち止まることができると，次は，落ち込むきっかけとなった出来事を，以前よりも広い視野で眺めていきます。

　ここでは，自動思考を裏づける事実（根拠）と，自動思考とは矛盾する例外となる事実（反証）の両方に目を向けて，コラムに書き入れていきます。なるべく自分の推測や解釈を入れずに，事実を書き出していきます。くよ子さんの場合は，表5-3のようになりました。この手順で最も大切なことは，急いでこちらから反対の証拠を突きつけないことです。「たしかに，その状況でそうした自動思考を持ったとしたら，嫌な気分になるのは当然だ」と十分に共感した後に，「それでも例外はなかっただろうか」「今までに

表5-3　くよ子さんの五つのコラム

状　況	会議の後に，上司から「時間配分をもう少し考えないと」と言われた。
気　分	落ち込み
自動思考	・あれだけ時間をかけて準備したのに，上司は評価してくれなかった。［全か無か思考］ ・この先どう頑張ったって無駄だ。他の会社でもまたつぶされるんだ。もう生きていけない。［一般化のしすぎ］
根　拠	・会議に出席していた皆の反応は今一つだった。 ・会議後，上司から「時間配分をもう少し考えないと」と言われた。
反　証	・同期のなかで最初に重要な役に抜擢された。 ・もともと上司は細かいところまでミスを探して注意するタイプである。
代わりの考え	

似た経験をしたことがないだろうか。その経験が今応用できそうか」「100人の人が同じ状況を経験したら，あなたと同じ自動思考を持つだろうか」などの質問で，本人が見落としている事実に気づけるよう，さまざまな角度から支援します。

 新しい別の見方ができないか検討する

ステップ②で集めた根拠と反証を，もう一度眺めてみましょう。どれも当時起こっていた出来事です。しかし，当時は認知の歪みのせいで，自分の考えの根拠となる事実にしか目が向いていなかったかもしれません。今，冷静に眺めてみると，新たな気づきがあるかもしれません。

表5-4　認知の歪みに応じた修正方法

一般化のしすぎ	一部の情報をすべてに当てはめ拡大解釈するのではなく，「部分」でとらえるようにする。 例：失恋したのは，彼に見えている私の一部分が彼の相性と合わなかっただけだ。全人格を否定されたわけではない。
自分への関連づけ	起こってしまった良くないことの原因を即座に自分のせいと決めつけず，複数の原因を挙げてみる。 例：上司がイライラしているように見えるが，必ずしも自分のせいとは限らない。仕事が忙しいのかもしれないし，他の誰かが怒らせたのかもしれない。誰かが上司に話しかけるときの反応を観察して，しばらく様子を見よう。
根拠がない推論／感情による推論	事実に基づいた証拠を集めたり，判断を保留にしたり，人に相談して気持ちを落ち着かせるなどしてから，客観的に物事を見る。 例：同僚は私を誘わずに3人でランチに出かけた。のけ者にされているのだろうか。いや，結論を急がず，それとなく後で話しかけてみよう。
全か無か思考	物事を白か黒かの極端に見るのではなく，「グレーの部分もある」ととらえる。 例：私が提案したことについて，会議に参加した10人中2人が反対した。そのことが気になってしょうがないけれど，そもそも全員に認めてもらおうと思うこと自体が非現実的だ。グレーで良いのだ。賛成のほうが多いのだから気にしない。
すべき思考	「〜すべき」というところを，「〜したほうがよい」と言い換えてみる。必ずしも〜すべきではない例外を探す。 例：私は管理職としてもっと広い視野で仕事にあたるべきだ。できていない自分が情けない。しかし，これが自分の現状。「広い視野で仕事をしたほうがいい」だろうが，今の自分から一歩ずつ成長していくしかないんだ。頑張ろう。
過小評価と過大評価	自分と他人の立場を入れ替えて考えてみる。 例：私はパソコンくらいしか強みがなく，社会性に乏しい。そのため昼休みに皆の雑談には入っていけない情けない人間だ。いや，こんなふうに思っていては落ち込むばかりだ。もしこんな悩みを持つ友人が目の前にいたら，「パソコンが得意なことは貴重な長所だ。職場での人間関係は挨拶や仕事にまつわることをやりとりできれば，あとは無理のない範囲でかまわないよ」と言うだろう。そう，今自分に必要なのはこのセリフ。

表5-5　くよ子さんの六つのコラム

状　況	会議の後に，上司から「時間配分をもう少し考えないと」と言われた。
気　分	落ち込み
自動思考	・あれだけ時間をかけて準備したのに，上司は評価してくれなかった［全か無か思考］ ・この先どう頑張ったって無駄だ。他の会社でもまたつぶされるんだ。もう生きていけない。［一般化のしすぎ］
根　拠	・会議に出席していた皆の反応は今一つだった。 ・会議後，上司から「時間配分をもう少し考えないと」と言われた。
反　証	・同期のなかで最初に重要な役に抜擢された。 ・もともと上司は細かいところまでミスを探して注意するタイプである。
代わりの考え	たしかに会議のプレゼンは成功だったとはいえず，皆の反応や上司からの指摘のとおり，改める点が大いにある。しかし，それで上司から評価されていないわけではない。同期の誰よりも早く重要な役を任されたのだから，その点は自信を持ってもよいはずだ。また，この先うまくいくかどうかや，他の会社でうまくいくかどうかは試していないからわからないはずだ。自分の人間性を否定されたなんて拡大して考えずに，もっと具体的にプレゼンの改善点について上司に聞いてみよう。

　くよ子さんの場合は，上司からの指摘があまりにショックだったため，同期のなかで最も早く重要な役に抜擢されて，プレゼンさせてもらえたこと，つまり上司に口うるさく注意を受けながらも，これまで評価してもらえていたという事実を見落としていたことがわかりました。また，ステップ①で気づいた認知の歪みに応じた修正を，かけることもできます（表5-4）。

　くよ子さんには「一般化のしすぎ」という認知の歪みがありました。くよ子さんには，今回上司に指摘されたのは具体的にどこなのかを，もう一度認識してもらう必要があるでしょう。そして，実際その指摘されたところは自分のなかで何パーセントを占めるのかを，あえて数値化してみてもよいかもしれません。それを部分にとどめて，決して，「この先も」「他の会社でも」「生きていけない」と拡大解釈しないことです。その代わりに，上司に指摘されたプレゼンのまずさを改善する方向にエネルギーを傾けられるよう，支援していきましょう。

　こうして生み出された「代わりの考え方」を，最後のコラムに書き入れます（表5-5）。代わりの考え方をしてみると，気分が少し軽くなるでしょうか。最初の落ち込みと比べて変化が見られるかどうか，確かめてみましょう。

4　対処のポイント

　いかがでしたか。まずは，「自分ってこういう認知の歪みがあるのよね」と，日頃から

気づく練習をしてもらうとうまくいきます。認知の歪みに，「すべキング（すべき思考）」「なんでも自分のせい癖（自分への関連づけ）」などのオリジナルの名前を自分で考えてもらうと，より定着しやすくなります。こうした練習を繰り返すことで，ひどく落ち込む前に，「あ！　なんだか気分が沈むなと思ったら，すべキングのせいか！」などと気づくことができるようになります。この時点で歪みを修正することができれば，落ち込みを予防することもできるのです。

II ▸▸ 怒りのコントロール

1 事例：職場の同僚に苛立ちを感じたら

入社2年目の原辰子さん（女性，25歳）。入社してから2年が経ち，仕事は覚えてきたものの感情のコントロールがうまくいかず，会議中に大きな声を出す，職場で突然泣き出すなど衝動的な行動をとることがあり，仕事に支障が出てきています。課長が呼んで話を聞くと，次のように答えます。

> 先ほどは会議で取り乱してしまい，すみませんでした。けれど，書類の書き方を守らなかったのは先輩のほうで，私は悪くありません。この職場はルーズな人が多すぎて，イライラすることばかりです。

辰子さんは先日回答したストレスチェックでも，ストレスの原因因子のなかの「職場の対人関係でのストレス」，ストレスによる心身反応の「イライラ感」「抑うつ感」の得点が高いという結果が返却されていました。

2 アセスメント

辰子さんのように，怒り感情が喚起されやすく，また，腹が立ったときに，職場内であることや会議中であることなどを踏まえず衝動的な行動に移してしまい，感情のコントロールが利かない場合があります。辰子さんほど対人トラブルにつながるような激しい行動ではないにせよ，イライラしやすく不満を溜め込んでいたり，怒りを感じたときに仕事が手につかなくなるという人は，案外いるものかもしれません。

このように，怒りに関して問題を抱えている場合には，①怒りを鎮静する方法，②怒りを適切に相手に伝える方法，③怒りっぽい自分を見直す方法の，三つの方法（表5-6）を習得することで，上手に怒りと付き合うことができるようになります。この，怒りと上手に付き合うためのスキルを，「アンガー・マネジメント」と呼びます。これら三つの技法すべてが必要な場合もありますし，①や②を習得するだけで，問題なく仕事に集中することができるようになることもあります。

この項では，②に関連するコミュニケーションのワークを含め，三つの技法を紹介していきます。①や③についても，対象者に合わせて実践的なワークを取り入れながら進

表 5-6　怒りと上手に付き合うための三つの方法

①怒りを鎮静する方法	怒り感情に冷静に対処する準備状態を作るための技法。 例：リラクセーション，カウンティング（数唱法），イメージ法・リマインダー法
②怒りを適切に相手に伝える方法	怒りを攻撃的でない形で相手に伝えることにより，怒りの原因となった根本的な問題の解決をうながすコミュニケーションスキル。 例：アサーティブネス・トレーニング
③怒りっぽい自分を見直す方法	怒りをエスカレートさせる典型的な思考パターンの特定と，怒りを弱める現実に沿ったとらえ方への置き換えをする技法。 例：認知再構成法，筆記開示法

めていくと効果的でしょう。

 ワーク

 ワークを始める前の準備として

　イライラや怒りは，なんとなくネガティブなイメージがあるものです。多くの人が，「怒りを感じたくない」「人から怒りを向けられたくない」と思っているかもしれません。それは，怒りが衝動的で攻撃的な行動に結びつきやすい性質を持っているため，取り扱いが難しく，怒りの気持ちによって衝動的な行動をした／されたことによって後悔したり，落ち込んだり，ネガティブな経験をしたことがあるからかもしれません。

　しかし，怒りは本当にただネガティブなだけの感情でしょうか。その正体が何かを知っている人は，意外と少ないものです。どんなことでも，うまく付き合おうと思ったら対象や相手を知ることが大切です。イライラや怒りの気持ちともうまく付き合うには，怒りについてよく知ることから始めることがお勧めです。なるべく感じたくない，というイメージのある怒り感情ですが，実は大事な役割や意味があることを知ると，付き合いやすくなっていきます。

　まずは，ワークを始める前の準備として，怒りとうまく付き合うために知っておいてほしい三つのことを紹介します。

A．怒り感情の役割とは？

　「怒り感情に役割なんてあるの？」と思われる方も多いかもしれません。けれども，感情は怒りに限らず，どれも私たちに大切なことを教えてくれるアラームのようなものです。

表5-7 怒りの役割を知る

怒りを感じた状況	怒りからのメッセージ	大事なものを守るための行動アイディア
会議で，自分の出した企画書に，複数の人から否定的な意見を言われた。	「自分の企画が通る」ことが危うくなっていますよ。	・その場では冷静に回答する。 ・否定的な意見に反証できるだけの情報を収集する。
隣の席の人の机が散らかっていて，自分の机にはみ出している。	大事な仕事環境が侵害されていますよ。	・隣の人と机の使い方を話し合う。 ・ミーティングで整理整頓を提案する。
昼食を一緒に食べている同僚が，そのときに話した自分のプライベートな話を、別の職場の人に話してしまったと知った。	大事なプライベート情報が洩れていますよ。	・同僚にはプライベートな話はしないでおく。 ・同僚に「勝手に言わないでほしい」と伝える。

　怒りは，自分の大事なものが傷つけられたときに起こる感情です。友人からプレゼントされた大切なバッグにジュースをこぼされたら腹が立つけれど，そろそろ買い換えようかなと思っていたバッグだったら，怒りは湧いてきません。このように，怒り感情は，「あなたの大事なものが傷つけられています。守るために行動したほうがいいですよ！」ということを教えてくれる，大切なアラームなのです。

　怒りが湧いてきたときには，「傷つけられている大事なものは何だろう」と自分に問いかけてみると，次にどう行動すればよいかのヒント（攻撃的な行動をとる以外の）が得られることがあります。表5-7にいくつか例を挙げてみました。対象者の怒り場面を同じように分析してみることで，どのような対処行動をとればよいのか，考えやすくなります。

B．怒りを感じることと，それをどう表現するかは別の段階

　怒り感情の取り扱いが難しいと思われてしまいがちなのは，怒りを感じた後，相手を怒鳴ったり，物に八つ当たりしたり，衝動的で攻撃的な行動に結びつきやすいことも理由の一つです。辰子さんの場合も，会議で大声を出す，突然泣き出す，といった行動が問題となっています。

　しかし実際には，怒り感情を感じることと，感じた後それをどう表現するか（または表現しないか）は，別の段階です。怒り感情を感じるかどうかは自分で選びにくい段階ですが，感じた怒りをどう表現するかは，自分で選ぶことのできる段階，自分のコントロールが利きやすい段階です。この項でも，怒りをうまく表現するコミュニケーションスキルを紹介していきます。

C．怒りの湧きやすさには環境因も関係する

　イライラしやすい時期が続くと，「自分って怒りっぽいな」と考えて，自己嫌悪になることもあるかもしれません。ですが，怒りの湧きやすさには，さまざまな環境要因や体調なども関係します。たとえば環境要因としては，気温，騒音などがあります。音のうるさい環境のなかや，暑いとき，疲れているとき，人はイライラしやすくなります。ですので，イライラが続くときには，「なんでこんなに自分はイライラしやすいんだろう」と自分の性格に結びつけすぎるだけでなく，環境を振り返ってそちらの調整を試みることも大切です。

＊　　＊　　＊

　いかがでしょうか。怒り感情に対するイメージが少し変わるかもしれません。どんな感情も，大事なメッセージを私たちに伝えてくれています。怒りも例外ではありません。それでは，いよいよ怒り感情とうまく付き合うための三つの技法を紹介していきます。

 怒りを鎮静する（落ち着かせる）

　腹が立ったときの状態を「カッとする」と表現しますが，怒り感情を感じると，顔がカッとなったり肩にぐっと力が入って身体は闘争モードになり，覚醒度が上がります。悲しみや落ち込みといった他の感情とは違い，身体にエネルギーが湧いてくるのも怒り感情の特徴です。怒り感情は大事なものが傷つけられたときに生じるサインですので，大事なものを守るために身体にエネルギーが湧いてきます。そのエネルギーをうまく活用できればよいのですが，覚醒度が高い状態では冷静な判断力が失われてしまい，せっかくのエネルギーを，机を叩く，怒鳴る，八つ当たりするなど，衝動的な行動に使ってしまうことがあります。冷静に怒りを扱える準備状態をつくるために，次のような方法がお勧めです。

A．リラクセーション

　リラクセーションは，身体がリラックスすることを通して自分の気持ちを落ち着かせる方法です。怒りが生じたときに「気持ちを落ち着かせよう」と頑張ってもなかなか落ち着いてくれませんが，身体にアプローチして，身体の緊張をほどいたり，力が抜けるように働きかけることで，身体と連動して少しずつ気持ちも落ち着いてきます。「気持ちを落ち着かせるにはまず身体から」。気持ちに直接働きかけるより，身体を通して働きかけるほうが簡単なのです。方法としては，手軽に取り入れられる呼吸法と漸進的筋弛緩法がお勧めです。これらの方法を身につけてもらっておくと便利ですが，深呼吸をする，好きな音楽を聴く，好きな香りのものを使う，コーヒーやお茶を飲むなど，対象者に合った方法でもかまいません。

B．カウンティング（数唱法）

カウンティングは，腹が立って怒鳴る，机を叩くなどの行動をとりそうになったときに，数を数えることで衝動的な行動をとることを防ぎ，気持ちを落ち着かせる時間を稼ぐ方法です。口に出して数えてもよいですし，心の中だけで数えてもよいです。30ほどカウントすれば，カウントを始める前より少しは落ち着いているはずです。

C．イメージ法・リマインダー法

イメージ法とリマインダー法は，自分の気持ちが落ち着くことに役立つイメージやフレーズをあらかじめ作っておいて，腹が立ったときに活用する方法です。

イメージ法では，たとえば，春の陽が注ぐ森の中で小川の流れる音を聞いているイメージ，宇宙から見た地球のイメージなど，対象者に合った気持ちが落ち着くイメージを作っておき，腹が立つ出来事があったらそのイメージを思い浮かべて気持ちを落ち着かせてもらいます。リマインダー法は，イメージ法の文章バージョンです。たとえば，「短気は損気」「自分の評価を下げてまで怒鳴る価値がある？」など，怒りが少しでも落ち着きそうなフレーズをあらかじめ準備しておき，腹が立つ場面で自分に言い聞かせる方法です。

人によって，どんなイメージやフレーズが効果的なのかは異なりますので，これらの方法のポイントは，対象者にぴったりのイメージやフレーズを見つけることです。

 怒りの気持ちを適切に相手に伝える方法

次に，感じた怒りを表現する（表に出す）かどうか，表現すると決めたらどう表現するか，という段階に移ります。感じた怒りを表に出す場合には注意が必要です。怒りを感じているときには，どうしても言葉や態度が攻撃的になりやすくなりますが，そのままの表現では相手との関係性を悪くしたり，職場での立場を悪くしてしまう恐れがあります。怒りの気持ちを攻撃的ではない形で，でも自分だけが我慢するのではなく，傷つけられた大事なものを守るために主張する，そんな方法が必要です。

ここでは，アサーティブネス・スキルというコミュニケーションのスキルを紹介します。アサーティブネス・スキルは，自分の主張も相手も尊重するコミュニケーションスキルで，怒りを伝えるとき以外にも活用できます。言語表現の工夫と，非言語表現の工夫に分けて紹介します。

言語表現の工夫は，相手に伝えるときのセリフの組み立て方の工夫です。怒り感情を表現する場合に，Describe（客観的に状況を描写する），Explain（自分の主観的な気持ちを説明する），Suggest（相手に望む行動や解決策を提案する），Choose（相手の肯定的，否定的な反応を予測し代替の選択肢を示す）の4段階を踏む方法です。図5-1に表

〈こんな出来事があったとき…〉
他部署の人と打ち合わせの約束をしましたが，時間になっても現れません。連絡もきません。30分後，やっと相手がやってきました。

〈怒り爆発！そのまま言うと…〉
「何やってるんですか！ 30分も待たせるなんて！ 遅れるなら遅れるって連絡してください。あなたのそういうルーズなところが嫌いなのよ！」
→ 言い合いになって，もっと嫌な気持ちになるかもしれません。

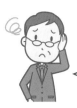

〈怒りをぐっとこらえて…〉
「もしかして，忙しかったのに無理したんじゃないですか？ 申し訳ないです。こちらは別の仕事を片付けていたから，全然大丈夫でした」
→ 不満が溜まりますし，人づきあいがおっくうになることも。

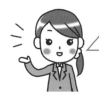

〈アサーティブに表現すると…〉
「(Describe) 約束は14時でしたよね。
　(Explain) 何かトラブルが発生したのかと心配していましたよ。
　(Suggest) 今後は遅れるとわかった時点で連絡をもらえませんか？
　(Choose) 私への連絡がつかないなら，部署の別の者に伝言を残してもいいし，何か事情がわかる方法を考えてくれると助かります」
→ 伝えたいことが伝わり，同じトラブルの繰り返しも避けられる。

図 5-1　DESC 法活用の例

現例を記載しました。

　まず，Describe の段階では，客観的に起きている出来事の状況を描写します。ここでのポイントは，自分も相手も第三者でも，誰が聞いても「そうだ」とうなずける客観的な事実だけ伝えることです。いきなり自分の気持ちや考えから始めてしまうと（たとえば，「遅れるのに連絡しないなんてありえない！」など），必ず相手は「でも」と反論してきます。そうすると言い合いになってしまいます。しかし，「待ち合わせは12時だったよね」というような，誰が聞いても「そうだ」となる客観的な状況描写から始めれば，相手は「うん，確かにそうだった」としか言えません。このようにして，相手を反論する態勢から自分の話を聞いてもらいやすい姿勢に変えるのです。

　次の Explain の段階では，状況や相手の行動に対する自分の主観的な気持ちを表現します。ここでのポイントは，「あなたはだらしない！」などの You メッセージではなく，

「私は○○が気がかりです」などＩメッセージを使うことです。「あなたは○○」と言われると反論したくなりますが，「私は○○と感じています」というのは，人それぞれの感じ方，気持ちですので，「あなたはそう感じてないはずだ！」と言うことはできません。

そして，Suggestの段階では，相手に望む行動，妥協案，解決策などの提案をします。ここでのポイントは二つです。一つ目は，具体的かつ現実的に，実現可能な提案をすることです。「何か方法を考えてください」といった漠然とした提案ではなく，「○○の場合には××という行動をとってもらえませんか」という具体的な提案にすると，相手もYesと言いやすくなります。二つ目のポイントは，これは提案であり命令や指示ではないので，「○○してください」という表現ではなく，「○○してもらえませんか」という表現にすることです。

最後のChooseの段階では，相手が提案に対してYesと答える場合もNoと答える場合もあることを想定したうえで，どちらの答えも尊重し，Noと言われた場合の代替案を用意しておきます。提案したら相手が当然それを受け入れてくれるものと考えていると，Noと言われたときに新たな怒りを呼んでしまいます。また，アサーティブネス・スキルは，自分の気持ちだけでなく相手のことも同じように尊重するコミュニケーション法ですので，相手の意思も尊重します。そのために，この段階があります。

どう伝えるかという言語表現の工夫を紹介してきました。それに対して，非言語表現の工夫は，表情や口ぶり，しぐさなどです。いくら言っている内容は冷静でも，怖い顔をしていたり，口ぶりや仕草が乱暴だと，間違った伝わり方をしてしまいます。相手に向き合って，うなずきながら，落ち着いた態度を心がけましょう。［ステップ❶］の方法が役立つはずです。

以上が怒りを感じたときに，相手との関係や自分と相手の気持ちを傷つけずに，適切に怒りを伝えるコミュニケーションのスキルです。いきなり全部使うのは難しいかもしれませんので，最初はあらかじめセリフを準備しておいたり，DescribeとExplainの段階だけを使ってみるなどから始めるとよいでしょう。これらの工夫を活用することで，感情的に怒りを相手にぶつけて対人トラブルになることや，再び怒りが生じる状況を防ぐことができます。以下に，対象者と一緒に実施できるワークを紹介します。

 ●●● DESC法を活用してみよう！

これまで怒りを経験した出来事のなかから一つ選んで，その場面で，自分の怒りを適切に表現する練習をしてみましょう。

まずは，表5-8のワークシートに怒りを感じた状況について，「誰が，何を，どうした」を含めて，書いてみましょう。そして，これまで記載してきたポイントを参考にしながら，Describe，Explain，Suggest，Chooseのセリフを組み立ててみましょう。

表 5-8　DESC 法ワークシート

〈例〉
状況：後輩が忘れ物をしたため，社外での打ち合わせでサンプルを見せられなかった。
D：今日の打ち合わせでは，サンプルを見せる予定でしたよね。
E：今後の方針を決めてもらうための大事なサンプルだったので，その場で見せられず残念でしたし，今後に影響がないか心配しています。
S：これからは，打ち合わせの前に準備物リストを作って私にも確認してくれませんか？
C：もっと良いやり方があれば，別の方法でもよいので考えてもらえると助かります。
〈書き込み用シート〉 状況
D：
E：
S：
C：

　練習相手を見つけて実際にそのセリフを言ってみて，攻撃的にとられないかフィードバックをもらうこともお勧めです。練習が進んだら，ふだんの生活のなかでやりやすい相手や状況を選んで，DESC 法を活用してみましょう。

ステップ3　怒りっぽい自分を見直す方法

　これまで紹介してきた怒りとの付き合い方は，怒りを感じた場面で使うことのできる方法でした。最後に，そもそもの自分の怒りを見直す方法を紹介します。怒りを発生させる，エスカレートさせる考え（認知，状況のとらえ方）に注目した方法で，認知行動療法をベースにした認知行動的アプローチのうち，認知再構成法を活用することができます。

　まず，どんな状況で自分が怒りやすいのか，パターンを特定します。具体的には，どのような状況で，その状況に対してどんな考え（その状況をどうとらえているか）が浮かぶことで，怒りの気持ちが湧いてくるかを探ります。自分が腹の立った場面をいくつか集めて書き出してみると，怒り感情を発生させる，またはエスカレートさせる典型的な思考パターン（例：「作業は速くするべきだ」「自分は不平等な扱いを受けている」など）が見えてきます。このパターンに気づくことができたら，その考え方を，怒りを増

表5-9 自分の怒りパターンを見つける（原辰子さんの例）

怒りを感じた状況	考え（状況のとらえ方）
①会議で上司から書類の処分を頼まれた。	他の人もいるのに，私にばかり雑用をさせる。
②送信者の手違いで，メールの宛先から自分のアドレスが抜けていた。	私はないがしろにされている。
③先輩が後輩に仕事を教えているところを目にする。	私のときはあんなに時間をかけてくれなかった。不公平だ。
状況の共通点：他の人と自分が違う扱いをされたとき。	
考えの共通点：不公平だととらえる，自分ばかり悪く扱われているととらえる。	
自分の怒りパターン：他の人と自分が違う扱いをされたとき，「不公平」「自分だけが悪い扱いを受けている」ととらえる。	
置き換え思考のアイディア： 「時間の余裕や人手など，環境要因で扱いが変わることもある」 「冷静になって考えよう」 「私のほうが優遇されているときはなかったか思い出してみよう」	

幅させない考え方に置き換えてみることを試します。こうすることで，長期的に怒りとの付き合い方を工夫していくことができます。

　原辰子さんの例で整理すると，表5-9のようになります。この怒りパターンを見直すスキルは一人で進めるのは難しいので，産業保健スタッフからも積極的にフィードバックやアイディアを出すほうが進めやすいでしょう。日記形式で怒り経験を記録してもらいパターンを特定する，筆記開示法という方法もあります。

対処のポイント

　この項では怒り感情の役割を解説し，アンガー・マネジメントのスキルについて，怒りを鎮静する方法，怒りを適切に相手に伝えるコミュニケーションの方法，自分の怒りパターンを知って見直す方法の，三つを紹介してきました。支援する相手の状況やニーズによって，どこから始めるか，一部だけを使うのかなどは，アレンジすることができます。

　イライラや怒りに問題を抱えた人を支援するのは，難しさもあると思います。すぐに効果のある場合もあれば，対処法を話し合っても，ついまた衝動的な行動をとってしまったと報告を受ける場合もあると思います。支援する側にも根気強さが必要です。支援する相手がその人の持っている能力を発揮して働けるようになるために，その人に合った怒りとうまく付き合う方法を，一緒に見つけていっていただければと思います。

Part2
人間関係の円滑化

I ▶▶ サポート希求

1 事例★周囲の支援が必要なとき

　入社10年目の唯一人さん（男性，32歳）。係長に昇進してから，部下へ指示を与える立場になりました。仕事の量もこれまで以上になり，とてもハードに見えます。責任感が強いぶん自分だけで頑張ってしまい，部下と仕事を共有するのが苦手なようです。また，上司へ相談したり，職場以外の友人や家族に相談したりするというアクションも，一人さんの選択枝としてあるのですが，自分のことを周囲に相談するのが苦手なようです。昇進から1年経ってもハードな様子が見られ，顔色が悪い日が続いていたので，課長が一人さんに最近の健康状態や，どうして部下と仕事を共有しないのかを尋ねました。すると一人さんは次のように話しました。

> 健康状態については，最近，少々寝つきが悪いように感じています。仕事については，これまで私は，自分だけで仕事をしたほうが早く仕事が片づくように思っていました。ただ，昇進してからは責任のある仕事になり，仕事量がとても増えてきているので，そうも言っていられないと思い始めました。最近，職場の部下に私のしている仕事を手伝ってほしいと思うときがありますが，頼みづらさを感じているんです。

　一人さんは，先日実施されたストレスチェックでも，昨年と比べて今年のメンタルヘルスの状態が少し悪くなっていました。その結果を受け取ったことでも，少し落ち込んでいました。

2 アセスメント

　一人さんばかりでなく，誰かに助けを求めるのがあまり得意ではないという人は，非

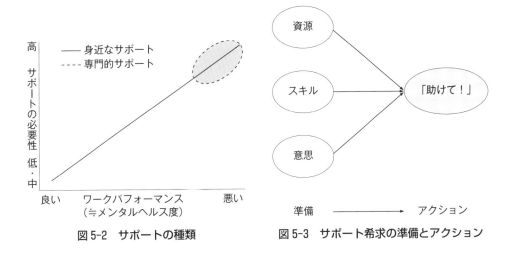

図5-2　サポートの種類　　　　図5-3　サポート希求の準備とアクション

常に多いです。助けを求めるのが苦手な人は，チームプレーで進めたほうがよい仕事でも他人とかかわろうとせず，自分でやれることはやってしまおうとします。でも，それでは効率も良くないし，部下や同僚からのサポートも得られません。また，一人さんのようにメンタルヘルスの状態が低下している場合，家族に相談したり，早めにカウンセラーや医師の援助を求めたりするというのも賢明なアクションです。メンタルヘルスが低下するとワークパフォーマンスが低下するので，もしパフォーマンス低下の自覚がある場合には，身近なサポートに加えて専門的なサポートも入手するとよいでしょう。

サポートの種類とサポートの必要性については，身近な人たちのサポートと，専門的サポートの二本柱を想定してください（図5-2）。

他人に援助を求めるには，①サポート資源を確保すること，②助ける側のスキルを磨き，助け合う土壌作りをしておくこと，③「助けて」を言葉に出すために心の準備をしておくこと，などの準備が重要です（図5-3）。以下では，この三つのキーワードに関するワークを用意しました。

3 ワーク

ステップ① サポート資源を確認する

A．サポートしてくれるおおよその人数を明確化する

「誰が自分の力になってくれているのか」について，改めて考えてみてください。ふだん，職場あるいは生活全般で心配事を相談したり気持ちを打ち明けたりするなど，頼りにできる人，自分の力になってくれている人は何人ぐらい思い浮かびますか。サポートして

表 5-10　サポート資源のリストアップ

1. 職場
人数（　　　）人

相　手	共有してほしい心配事や気持ち
○○さん	
○○さん	
○○さん	

2. <u>職場以外</u>（たとえば，妻または夫，子ども，親，兄弟姉妹，叔父叔母いとこなどの親戚，サークル仲間〈お茶，花，踊りなど〉，友人，隣人など）

人数（　　　）人

相　手	共有してほしい心配事や気持ち

くれる人数が多いほど，困難に直面したときの対処や回復が早いことがわかっています。最初の作業として，職場と職場以外の場面で，「あなたの助けになってくれている人」「頼りにできる人」のおおよその人数を，（　　　）内に記入してください（表5-10）。

B．共有してほしい心配事や気持ちを把握する

おおよその人数を書いたら，できるだけ多くの人々があなたをサポートしている場面を思い出してください。もしくは，思い浮かんだ人にしてほしいサポートをイメージしてください。次の作業として，それぞれの人に共有してほしい心配事や気持ちを，表5-10の右の列に書き出してみます。記入しておくことで，サポート要請のアクションがスムーズになります。

　●● 助けるスキルを身につけながら助け合う土壌を作る

A．自分の得意・不得意なサポートを確認する

大まかに分けて，サポートの種類は表5-11に示す「情緒的サポート」「情報的サポート」「道具的サポート」「評価的サポート」の4種類です。ここでは，表5-11に記載されている記入例を見ながら，自分がどのサポートが得意か不得意かを確認するとともに，自分が頻繁に求めることのあるサポートの種類も特定してください。

表5-11 4種類のソーシャル・サポート

サポートの種類	具体的なアクション
情緒的サポート	話をじっくり聞く,励ます,心をリラックスさせる,安心させる,ストレスを和らげる。
情報的サポート	情報提供をする,アドバイスを与える,問題解決のための知識を提供する,仕事のヒントを与える,自分の成功経験を伝える。
道具的サポート	物を提供する,物を貸す,資料を渡す,プレゼントを贈る,手紙やメールでメッセージを送る。
評価的サポート	努力を評価してほめる,相手の長所を伝えてあげる,仕事の仕方で具体的に良いところを伝える。

B. 自分が周囲に提供できるサポート

次に,表5-12を活用して,周囲に提供できるサポートについて,できるだけ多く書き出してみましょう。得意なサポートについてはあまり意識しなくてもできるかもしれませんが,不得意なサポートについては吟味して書き込んでおくと,実際に周囲の人が困っているときにアクションを起こしやすくなります。

サポートについては,give & take が必ず成立します。周囲に提供したサポートは少ししか返ってこないこともありますが,2倍以上で返ってくることもあります。サポー

表5-12 周囲に提供できるソーシャル・サポート

(表5-11を参考にして,自分ができるサポートを具体化して,できるだけ多く書いてみましょう)

サポートの種類	具体的なアクション
情緒的サポート	・ ・ ・
情報的サポート	・ ・ ・
道具的サポート	・ ・ ・
評価的サポート	・ ・ ・

トを周囲に提供することで，自分がサポートを求めやすい環境を築いておきます。

ステップ3 ●● サポートを得るためのアクションを考える

A．あなたがよく感じる困り事を書き出す

ここでは，あなたが頻繁に感じる困り感と，それがどのような出来事（困り事）で湧

表5-13 サポートを得るためのアクションを考える

困り事	具体的なアクション
ゆっくり話を聞いてほしい	「食事をしながら話を聞いていただけませんか？」 「少し悩んでいるのですが，近々二人でお話しする時間はありますか？」
教えてほしいことがある	「何を調べたらよいですか？」 「～について，少し詳しく教えていただけますか？」
物を借りたい・もらいたい	「申し訳ありませんが，少しの期間○○をお貸しくださいませんか？」 「○○についての資料が欲しいのですが，どのように手に入れればよいですか？」
意見を聞きたい	「私の行った○○の仕事は，どうでしたか？」 「○○について，質問やご意見をいただけますか？」
メンタル不良	「最近少し気分がすぐれないのですが，少しゆっくり話を聞いてもらえませんか？」

表5-14 アクションリスト

（表5-13を参考にして，自分に多い困り事と具体的なアクションを，書き出してみましょう）

困り事	具体的なアクション

き起こる困り感なのかを，まずは明確にしていきます．表5-13参考にしながら表5-14の左の列に，自分に多い困り事を書き出してみてください．

B．どのように助けてほしいのかをイメージし，言語化する

次に，周囲のサポートを得るための具体的なアクションのレパートリーを作ります．あなたが実際に周囲の助けを求める際にするべき行動（≒主張）を，表5-14の右の列に書き出してみましょう．

4　対処のポイント

ワークで行った「サポート資源を確保する」「助ける側のスキルを磨きながら助け合う土壌作りをする」「『助けて』を言葉に出すための心の準備をする」というステップを具体化しておくことで，行き詰まったとき，あるいは行き詰まる前に，周囲のサポートを得ることが容易にできるようになります．体調やワークパフォーマンスが一定であることが理想ですが，それらに良いときと悪いときがあるのが人間です．助け合う環境をふだんから整え，いざというときのアクションを想定しておくことで，サポートをスムーズに求められるようになります．

II ▸▸ アサーティブネス・トレーニング

1 事例 ★ 自分の気持ちをうまく相手に伝えられない

　入社3年目の内木さん(男性，25歳)は，まじめで責任感が強く，指示された仕事をきちんと仕上げるため，多くの仕事を任されていました。上司からの信頼も厚く，期待されていた内木さんですが，大事なプロジェクトの途中で体調を崩し，会社を休むようになってしまいました。内木さんの様子を心配した上司から社内の健康相談室に行くようアドバイスを受け，相談担当の保健師から不調の理由について聞かれると，以下のように答えました。

> 　このところ仕事が忙しく，ここ最近は深夜まで残業をする日が続いていました。そのせいか，だんだんと体調が悪くなってきていることは自覚していました。今のプロジェクトが大事なことはわかっていたので，なるべく早く仕事を終わらせて，早く帰って休もうとはしていたのですが，早く帰れそうな日に限って追加の仕事を頼まれ，結局遅くまで残業しなければならない状態でした。このままではもっと体調が悪くなってしまうということもわかっていましたが，早く帰れそうな日に上司から仕事を頼まれると，心の中では「そんな，今日こそは帰って休めると思ったのに……。でも，上司も大変だろうし自分が頑張らなきゃいけないのかな。つらいなぁ……」と思いつつ，「……わかりました。何をすればよろしいでしょうか？」と返事をしていました。結局，身体がもたず，大事なプロジェクトの途中で会社に来られなくなってしまいました……。

　先日回答したストレスチェックでも，内木さんは，ストレッサーの「量的負担」「職場の対人関係でのストレス」，ストレス反応の「疲労感」「身体愁訴」が高く，「上司からのサポート」「同僚からのサポート」が低いという結果が返却されていました。

2 アセスメント

　上司とのやりとり，同僚との付き合い，取引先の担当者との交渉など，仕事にかかわる人間関係は働く人にとって主要なストレス要因の一つです。内木さんのように，自分

の気持ちをうまく相手に伝えることができずに，ストレスを抱え込んでしまう事例は職場でも多く見られます。

このような状況に対しては，「上手な伝え方（アサーティブネス・トレーニング）」を使うことが効果的です。上手な伝え方のポイントは，①自分の伝え方のパターンを振り返る，②「上手な伝え方のコツ」に沿って伝えたいことを整理する，③整理された伝え方を練習する，の3点となります。ここでは，「上手な伝え方」をマスターするためのワークを用意しました。ワークを通して「上手な伝え方」を支援しましょう。

ワーク

 自分の伝え方のパターンを振り返る

「伝え方」のパターンは大きく四つに分けることができます。それぞれ，①攻撃的な

表5-15 「伝え方」の四つのパターン

伝え方のパターン	特徴
①攻撃的な伝え方	● 相手の言葉や考えを無視したり軽く見て，自分の意見を押しつけるような言い方。 ● 相手を配慮せず自分のことだけを主張するので，相手は不快になりギスギスした関係になりやすい。
②非主張的な伝え方	● 自分の気持ちや考えを表現しない，できない。 ● あいまいな言い方や小声になってしまい，結果的に伝えたいことが相手には伝わらず，「わかってもらえなかった」という気持ちや傷ついた感じが自分のなかに残りやすい。 ● 相手を優先して自分のことは後回しにする傾向があり，ストレスや負担をため込みやすい。
③非主張的かつ攻撃的な伝え方	● 自分の考えや気持ちを言葉で直接表現せず，受身の対応でありながら，心の中では相手を責める気持ちが強い人に見られやすい。 ● ふてくされたような態度をとる，嫌々相手に従うなど，間接的に相手に反抗するような態度をとりやすく，結果的に相手も自分も不快な気分になりやすい。
④上手な伝え方	● 自分も相手も大切にしようとして，自分の意見や考え，気持ちを正直にその場にふさわしい方法で伝えようとする。 ● 相手と自分がそれぞれお互いの意見を出し合って，譲ったり譲られたりしながら，お互いにとって納得のいく結論を出そうとする。 ● お互いが率直に話をすれば，自分の意見に相手が同意しないこともあるし，相手の意見にいつも賛同できるとは限らない，ということをわかったうえで，歩み寄りの精神を持ってお互いを大切にする。

伝え方，②非主張的な伝え方，③非主張的かつ攻撃的な伝え方，④上手な伝え方，となります（表5-15）。最初の作業として，自分がこの四つの伝え方のどれに近いかを振り返ってもらいましょう。

内木さんの事例は，「②非主張的な伝え方」に当てはまります。振り返りの際には，以下のような具体例を示して，「同じ状況に置かれたら，自分だったらどの伝え方をしそうか」について考えてもらうと，理解しやすくなります。

> **具体例**：体調が悪く，早く帰ろうと頑張って仕事を片づけたが，退社間際に上司から急に仕事の追加と残業を命じられたときの反応。

A．上司を直接的に責める（攻撃的な伝え方）

「今日もですか?! ようやく一段落したと思ったのに。過労で倒れたらあなたの責任ですからね！」

B．上司のことを考えて，あきらめて何も言わずに受け入れる（非主張的な伝え方）

（心の中では「そんな，今日こそは帰って休めると思ったのに。でも，上司も大変だろうし自分が頑張らなきゃいけないんだろうな。つらいなぁ」と思いつつ）「……わかりました。何をすればよろしいでしょうか？」

C．表情や態度などで間接的に上司を責めるが，結果的には何も言わずに受け入れる（非主張的かつ攻撃的な伝え方）

（心の中では「人の気も知らないでよくそんなことが言えるな。お前のマネジメントが悪いから部下の負担が増える一方なんだよ。こっちはこんなに頑張ってるっていうのに。これでうつになったら絶対お前のせいだ」と思い，態度や表情に不快感を示しつつも）「……はい」

D．あまり感情的な反応はせずに，とりあえず自分の状況を説明して意見を伝え，相手の考えを確認する（上手な伝え方）

「ここ最近深夜まで残業が続いていたこともあり，今日はあまり体調が良くありません。明日であれば可能ですので，今日は帰らせていただけないでしょうか。あるいは，本日も19時頃までならできるかと思います」

* * *

振り返りの後で，コミュニケーション上でのストレスが多いと感じている人は，①〜③のどれかを使うことが多いことを伝え，最も効果的な伝え方は「④上手な伝え方」であり，この伝え方をマスターすることが，コミュニケーションのスキルアップにつなが

ることを伝えます。

　上手な伝え方をすることで期待できる具体的な効果として，「関係性の悪化や欲求不満を避けられる」「相手への配慮とともに自分自身の主張も伝えることができるので，良い人間関係づくりに役立つ」などを伝えるのもよいでしょう。

 上手な伝え方の4要素を確認する

　上手な伝え方の基本は，「相手にわかるように自分の考えを伝える」ことです。まずは，上手な伝え方をするために必要となる「四つの要素」を確認しましょう（図5-4）。会話のなかにこれらの要素を盛り込むことで，相手に理解しやすい形で自分の主張を表現することができるようになります。

　相手に何かを伝える前に一度これらの要素を自分なりに整理しておくと，伝えたいことを伝えやすくなります。自分の気持ちをうまく伝えられなかった場面について，ワークシート（図5-5）を使って，四つの要素ごとに伝えたいことを書き出すよううながしましょう。面談で一緒に取り組むことで，理解を深め，実践につなげやすくなります。ワークシートでの整理が終わったら，上手な伝え方の実践のポイント（表5-16）について解説し，実際に試してみるよううながしましょう。最初はやりやすい人を相手にできる範囲で取り組むと，実行しやすくなります。

①客観的事柄や状況を伝える ＝「○○の状況で」	②自分の主観や思いを伝える ＝「私は○○なので」
☑ 客観的事柄や状況など，背景事情について説明する。 ☑ 相手と共通理解を持てるように，事実ベースで説明する。	☑ 自分はどう思ったか，自分の気持ちを伝える。 ☑ 相手に共感を示すことも大切。
③具体的な提案（主張）を伝える ＝「○○したい」	④必要に応じて代替案を伝える ＝「もしくは，○○ではどうか」
☑ 提案や主張を，なるべく具体的で明確に伝える。 ☑ あいまいな伝え方は誤解の元。	☑ いくつか代替案を用意しておく。 ☑ どこまで譲歩できるのか，整理して明確にしておく。

図5-4　上手な伝え方の4要素

第5章 対象者のニーズに合わせたセルフケアの支援方法

伝えたいことを整理してみよう！

◎ワークシートに沿って，「過去に伝えたいことがうまく伝えられなかった場面」または「今後起こりそうな苦手な場面」について，4要素の視点から伝え方を整理してみましょう。

整理する場面：なるべく具体的に記入しましょう。

伝えたいことの整理：上記の場面で最低限伝えたいこと，妥協（調整）できる（できない）こと，どうしたいのか（どうしてほしいのか）など，相手に伝えたい内容を書き出してみましょう。

伝えたいことに沿って4要素の整理：伝えたいことを伝えるために必要な情報を，4要素の視点から整理し，セリフを組み立ててみましょう。

①客観的事柄や状況を伝える　＝「○○の状況で」

②自分の主観や思いを伝える　＝「私は○○なので」

③具体的な提案（主張）を伝える　＝「○○したい」

④必要に応じて代替案を伝える　＝「もしくは，○○ではどうか」

図5-5　ワークシートの例

表 5-16　上手な伝え方を実践するときのポイント

- 四つの要素は常に順番どおりに伝える必要はなく，メッセージのなかにそれぞれの要素が入っていることが大切。
- 「相手に伝わったつもり」や「相手を理解したつもり」にならず，相手の理解と自分の主張にズレがないか確認するように心がける。
- どこまでゆずれるか，どうしてそれを伝えたいのかなど，自分の考えや主張を事前に整理しておく。
- 話の内容だけでなく，非言語（表情，声のトーン，態度など）にも気をつける。
- 代替案はあくまでも代替案であることを意識し，必要以上に譲歩しすぎないようにする。

対処のポイント

　対応のポイントは，①自分の伝え方のパターンの振り返り，②「上手な伝え方」の4要素に沿ってワークシートで整理，③できる範囲で少しずつ実践，の3点となります。コミュニケーション力はスキルであり，練習すれば少しずつ上達するものです。対応のポイントを踏まえ，効果的なコミュニケーション力アップの取り組みを支援しましょう。コミュニケーションで大切なことは，「相手と自分は違う」との前提のもとに，「少しでも相手との共通理解を増やすには」という視点から，相手の話を聞いたり自分の話を伝えたりすることです。それには，相手の話を自分の枠組みだけで解釈せず，「なぜ相手はそう思ったのか」を理解するために話を聞く姿勢や，「どう伝えれば相手に理解してもらえるだろうか」という視点での伝え方がとても重要となります。「相手のことは十分理解している」「こちらの意図は十分伝わっている」との思い込みに注意し，お互いの認識や理解を確認することを心がけるよう伝えましょう。

【文献】
島津明人編著（2014）．職場のストレスマネジメント――セルフケア教育の企画・実施マニュアル［CD付き］　誠信書房

Part3
パフォーマンスの向上

I ▸▸ 問題解決

1　事例 ★ 慣れない仕事に出会ったら

　入社5年目の未知男さん（男性，27歳）。これまでの知識と技術が買われ，4月から社運をかけた新プロジェクトのリーダーを任されました。でも，周囲の期待とは裏腹に，1カ月経ってもプロジェクトは何の動きもありません。最初はそっと見守っていた部長ですが，ついにしびれを切らせて，未知男さんにプロジェクトの遅れの理由を尋ねました。すると未知男さんは以下のように答えました。

> 　リーダーとしてプロジェクトを任されたのは初めてでした。リーダーとして何をどのようにやればよいかわからないまま，この1カ月間が過ぎてしまいました。僕は指示された仕事をきちんとこなすことは得意ですが，目標を立て，課題を整理しながら解決策を探ったり，メンバーをまとめながら解決策を実行したりすることは苦手なんです。本当はリーダーになりたくなかったのですが，断りきれずに引き受けてしまいました。

　未知男さんは，先日回答したストレスチェックでも，ストレッサーの「質的負担」「量的負担」，ストレス反応の「疲労」「不安」が高いという結果が返却されていました。

2　アセスメント

　未知男さんのように，慣れない仕事や未経験の問題に出会った場合（＝質的負担が高い場合），何をどのように処理したらよいのかわからなくなってしまうことは，意外に多く見られます。しかし，こうした状況は，「問題解決スキル」の三つのステップ（図5-6）をマスターすることで，上手に解決することができます。
　ここでは，①問題を客観的に整理して，②解決策を生み出し，③上手に実行する，こ

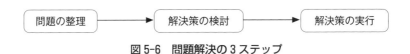

図5-6　問題解決の3ステップ

とを目的とした三つのワークを用意しました。これらのワークを通して，上手な問題解決の手続きを支援しましょう。

3　ワーク

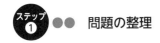　問題の整理

A．気になる問題のリストアップ

「何から手をつけてよいかわからない」状態になると，目の前の問題の大きさに圧倒されて，自分がどんな状況に置かれているのかを客観的に見られなくなっています。そのため，「何とかしなければ」という焦りは強い一方，「何が問題となっているのか」は意外に見えていません。そこで，最初の作業として「気になっていること」「負担に思っていること」を，できるだけ具体的に書き出してみます（表5-17）。

この作業を通じて，自分が圧倒されている問題は，実は小さな問題の寄せ集めであることに気づきます。問題を書き出すという視覚化の作業によって，漠然とした不安が具体的な問題として置き換わり，問題を客観的に眺めることができるようになります。

表5-17　気になる問題のリストアップ

	あなたが日常生活で，困っていること，負担に思っていること，嫌だと思っていることをリストアップしてみましょう。
1	例：人に仕事を頼むのが苦手。
2	例：人と面と向かって話すのがイヤ。
3	
4	
5	

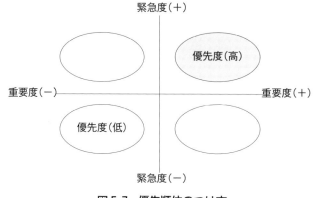

図 5-7　優先順位のつけ方

B．優先順位をつける

「何から手をつけてよいかわからない」と訴える人は，気になる問題のすべてが同じくらい重要で，それらを同時に解決しなければならないと思い込んでいます。そこで，どの問題から優先して解決するのがよいか順位を付けてみます。優先順位は，緊急度と重要度の高い問題に，より高く付けるようにします（図 5-7）。次に，表 5-17 でリストアップした問題のうち，優先順位が高く解決策を検討したい問題の番号を○で囲んでみます。

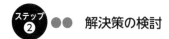 解決策の検討

A．解決策のリストアップ

優先順位の最も高い問題について解決策を考えます。できるだけ具体的にたくさんの方法を思い浮かべ，表 5-18 にリストアップしてみましょう。「量の原則」「多様性の原則」「判断保留の原則」（表 5-19）を参考にすると，より良い解決策が生まれやすくなります。また，過去の解決策や周りの人の解決策を参考にするようにうながしてみるのもよいでしょう。

B．解決策の絞り込み

次に，表 5-18 にリストアップした解決策のなかから，どれが問題解決にふさわしいか具体的に考えながら，解決策を絞り込みます。リストアップしたすべての解決策がふさわしい方法とは言えませんし，すべての解決策を同時に実行するのは不可能だからです。

どの解決策がふさわしいかの判断は，それらが持っている長所と短所とを比べてみるのがよいでしょう。長所は「問題解決にどのくらい役立つか」「気持ちを落ち着けるのに

表 5-18　解決策のリストアップ

	上記の問題に対してどんな方法を用いて対処したらよいでしょうか。できるだけ具体的にたくさんの方法を思い浮かべ，以下にリストアップしてみましょう。
1	例：頼むべき仕事を事前にリストアップする。
2	例：どのように頼むか事前にリハーサルしてみる。
3	
4	
5	

表 5-19　より良いアイディアを生むための三つのポイント

(1) 量の原則	アイディアの数が多いほど，より良いものが得られる。
(2) 多様性の原則	アイディアの幅や多様性が大きいほど，より良いものが得られる。突飛な発想でもかまわない。
(3) 判断保留の原則	アイディアを生み出しているときは，その善し悪しを判断しようとしない。評価を保留することで，よりたくさんの質の高いアイディアが得られる。

どのくらい役立つか」という視点から，短所は「コスト（時間，労力，お金）はどのくらいかかるか」という視点から，考えてもらうとよいでしょう。これらの長所と短所を比べながら，実行しようと思う解決法を三つ選び，表 5-18 の番号を○で囲んでみます。

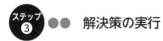　**解決策の実行**

A．解決策のシナリオ作り

三つに絞られた解決策を実行するためのシナリオを考えます。「いつ・どこで・何を・どのように実行するのか」「解決策を実行するにはどんな準備が必要か」を具体的に書き出してみます（表 5-20）。「頭じゃわかっているけど，行動に移すのはどうも苦手」という人には，特にお勧めです。また，すぐにでも実行できる方法を最低一つは選んでおくことで，解決策をスムーズに実行に移すことができます。

表 5-20 解決策を実行するためのシナリオ

	選んだ解決法	具体的な計画 (いつ・どこで・何を・どのように？ どんな準備が必要か？)
1	例：頼むべき仕事を事前にリストアップする。	例：仕事を頼む前に，誰に，何を頼むか，期限はいつまでに設定するかのメモを作る
2		
3		

対処のポイント

①気になる問題を書き出して優先順位を付け，②解決策を検討して，③実行に移す，という三つのステップを踏むことで，「何から手をつけてよいかわからない」状況から必ず脱却できます。そして，一つひとつの問題を着実に解決することで，結果的に大きな問題解決へとつながります（スモール・ステップの原則）。こうして作られた自信（自己効力感）は，仕事への「焦り」を確実に「やる気」へと変えてくれます。

II ▶▶ タイムマネジメント

1 事例 ★ 毎日仕事が多すぎる！ と感じるようになってきたら

　田保男さん（男性，45歳）はある工場で働き始めて25年になります。長年ものづくりの仕事をしてきました。朝から晩まで働きどおしで身体的には疲れる仕事でしたが，自分の持っている技能を発揮でき，良い人間関係にも恵まれていたので，それほど精神的にストレスを感じることはありませんでした。田保男さんは最近，長年の功績が認められ管理職に昇進しました。しかし，昇進してから，田保男さんのストレスは高まっています。

> 　管理職に昇進したのはうれしいけど，最近パソコンに向かって書類作りばかりしていて，全然現場に出られていないな……。俺は昔からパソコンは苦手なんだよな……。書類がうまく作れなくて，管理職になってから上司には怒られてばかりだし……。会議もたくさんあるし，部下の面倒も見なければならないし，自分は現場に出ないでいったい何をやっているのだろう？ 管理職だから，現場で作業をするのがメインの仕事ではないということは頭ではわかっているけど，全然やる気が出ないな……。とりあえず期限を守らないとまた上司に怒られるから，今，やるべきことを書き出してみよう。

　田保男さんは仕事の期限を守るために，やるべきことを付箋に書いてパソコンの周りに貼り出すことにしました。しかし，やるべきことが多すぎて，すぐに付箋でパソコンの画面が見えなくなってしまいます。

2 アセスメント

　田保男さんは管理職に昇進してから，慣れない業務に忙殺されているようです。何とか仕事を漏れなくこなそうと必死になっていますが，パソコンが苦手なこともあり，思うように仕事の能率が上がっていません。こんなときは，がむしゃらに目の前の仕事をこなしていくのではなく，自分が抱えている仕事をリストアップし，効率的にこなしていくための計画を立ててみるとよいでしょう。
　「タイムマネジメント」は，日本語に直訳すれば「時間管理」です。しかし，タイムマ

ネジメントを行うことの最も重要な意味は,「自分で自分の時間を管理することができている」という感覚を持てるようになることです。

ここでは,自分の力で,自分のしたいことを自分の日常生活のなかに取り入れ,「自分で自分の時間を管理することができている」という感覚が持てるようになるためのタイムマネジメントの方法について,ご紹介したいと思います。

3 ワーク

　自分が何を大切だと思っているのかを明らかにする

田保男さんは,いったい今,何がしたいのでしょうか。「書類が早く上手に仕上がるようにしたい」。たしかに,これは田保男さんがしたいことの一つではあると思います。しかし,これは田保男さんが「本当にしたいこと」なのでしょうか。書類を早く上手に仕上げることは会社から求められていることであり,田保男さんにとっては「したいこと」ではなく,「しなければならないこと」ではないかと思います。もし,田保男さんが書類作成という業務を会社から要求されていなかったら,自主的に進んでこの仕事を行うことはまず考えられないでしょう。

どんな仕事に就いている人も,多くの人たちは,このような他人から与えられた「しなければならないこと」に囲まれて生活を送っています。そして,私たちは他人から与えられた「しなければならないこと」をこなすことに日々一生懸命になりすぎており,自分が本当は何をしたいのかを見失いがちになっています。

今あなたの「したいこと」は何でしょうか。このことについて考えていくためには,あなた自身が大切であると思っていること(価値観,美徳,強みなど)が何かを,十分把握しておくことが必要です。

自分が大切であると思うことに気づくためには,今まで何かがうまくいったと思ったときや,うれしさを感じたときなどを思い返してみるとよいと思います。あるいは,自分にとっての座右の銘や,自分が大切にしていること・もの・人などを思い浮かべてみてもよいでしょう。表5-21のワークを用いて,自分が大切であると思っていることは何かを明らかにしてみましょう。

田保男さんは表5-21のワークを用いて,自分が何を大切だと思っているのかについて考えてみました。過去を振り返ってみると,自分の能力を発揮して思い描いたとおりに製品を組み立てることができたとき,とてもうれしい気分になっていました。また,「自分に厳しく,人に優しく」という言葉が昔から好きで,この言葉どおりに自分と他人に接してきた気がします。そして,同僚や家族などと和気あいあいと団らんすること

表 5-21 自分が大切であると思っていることを発見してみよう！

①今まで，うまくいったと思ったり，うれしさを感じたのは，どんなときでしたか？
（複数回答可）

> 例：自分の思い描いたとおりに製品を組み立てることができたとき。

②あなたの座右の銘や，好きな言葉は何ですか？（複数回答可）

> 例：自分に厳しく，他人に優しく。

③あなたが大切にしていること・もの・人は何（誰）ですか？（複数回答可）

> 例：家族や同僚たちとの団らん。

④ ①〜③を踏まえて，あなたが大切であると思うことを，以下のリスト中から，大切だと思う順に三つ選んでみてください。（Seligman & Peterson, 2004）

創造性	忍耐力	チームワーク	自己調整
好奇心	親切心	公平さ	審美眼
柔軟性	熱意	リーダーシップ	感謝
向学心	愛情	寛容さ	希望
大局観	思いやり	謙虚さ	ユーモア
勇敢さ	知的さ	思慮深さ	精神性

第1位	例：創造性
第2位	例：親切心
第3位	例：愛情

も，とても好きです。これらのことを踏まえて，田保男さんは自分が大切だと思っていることは，「第1位：創造性，第2位：親切心，第3位：愛情」ではないかと考えました。

 自分が大切だと思うことを実践するための行動にはどんなものがあるかを考えてみる

自分が大切だと思う三つのことが明らかになったら，次に，どのような行動をとればそのことを発揮したことになるのかについて考えてみましょう。このステップで大切なことは，自分が大切だと思うことを実践するための具体的な「行動」について考える，ということです。田保男さんは，ステップ①の結果を踏まえて，それぞれ次のような行動を考えてみました。

❶創造性：現場でものづくりを行う。
❷親切心：何かで困っているような人がいたら，自分から声をかける。
❸愛　情：雑談をしながら部下と一緒に昼食をとる。

田保男さんは，「これらの行動は確かに自分にとって大切なことだし，これからもしていきたいことだ」と思いました。しかし，現実には管理職としての業務の多忙さに圧倒されていて，このような行動が最近まったくできていないことに気づきました。

このように，自分にとって大切だと思っていることは，実際にはなかなか行動として

表5-22　自分が大切だと思うことを実践するための行動リスト

第1位	例：創造性
行動	例：現場でものづくりを行う。
第2位	例：親切心
行動	例：何かで困っているような人がいたら，自分から声をかける。
第3位	例：愛情
行動	例：雑談をしながら部下と一緒に昼食をとる。

実現できていないことが多いといえます。しかし，自分が大切だと思うことを実践するための行動を，自分で選択して実行するようになると，自分自身がいきいきとしてくることを実感できるようになるでしょう。このような行動を少しでもよいので日常生活のなかに含めていくことが，上手なタイムマネジメントを行うための秘訣の一つです。

皆さんも表5-22を用いて，自分が大切だと思うことを実践するための行動を，いくつか考えてみましょう。

 ●● **Want To Do リストを作る**

表5-23を用いて，その日にすべきことのリスト（To Doリスト）ではなく，自分がしたいことを含めた「Want To Doリスト」を作成しましょう。

毎日仕事を始める前に，5～10分程度の時間を取りましょう。そして，まずは，その日に「しなければならないこと」をリストアップしていきます。次に，ステップ②で明らかになった，自分が大切だと思うことを実践するための行動リストに基づき，その日に「したいこと」もいくつかリストアップしてみましょう。

いくつか「本日すること」に項目をリストアップすることができたら，各項目が「しなければならないこと」なのか，「したいこと」なのかを，○，△，×で評価してみます。たとえば，本日が締め切りの書類の作成は，本日最優先で「しなければならないこと」ではありますが，田保男さんが大切だと思っていることと照らし合わせてみると，必ずしも「したいこと」ではありません。そのため，「しなければならないこと」に○，「したいこと」に×を付けます。来週のプレゼン資料の作成は「しなければならないこと」ではありますが，田保男さんの創造性の強さを考えると，「したいこと」でもあります。そのため，「しなければならないこと」に○，「したいこと」にも○を付けます。部下と一緒に昼食をとることは，決して「しなければならないこと」ではありません。しかし，愛情の強さを考えると，田保男さんとしては「したいこと」になります。そのため，「しなければならないこと」に×，「したいこと」に○を付けます。

このように「しなければならないこと」と「したいこと」への評価結果を踏まえて，優先順位を付けてみましょう。繰り返しになりますが，「したいこと」を自分で選択して行うことは，自分のいきいき度アップにつながります。「しなければならないこと」と「したいこと」の両方に○が付いた項目があれば，それをその日の最優先項目として取り上げるとよいでしょう。

仕事に関することが多くリストアップされると思いますので，順位を決めるときに，どうしても「したいこと」よりも「しなければならないこと」が優先されがちです。しかし，「しなければならないこと」が多い日でも，最低一つは「したいこと」に○が付く項目を実施するように心がけるとよいと思います。

表5-23 Want To Do リストを作成しよう！

（例）田保男さんのある日の Want To Do リスト

優先順位	本日すること	しなければならないこと	したいこと	振り返り：実施できたか？
1	書類の作成（本日締め切り）	○	×	○
6	取引先との値段交渉	△	×	Aさんに依頼
3	会議への出席	○	×	Bさんに依頼
2	来週のプレゼン資料の作成	○	○	△
5	部下と一緒に昼食をとる	×	○	○
4	現場で部下に技術指導	△	○	×

優先順位	本日すること	しなければならないこと	したいこと	振り返り：実施できたか？

田保男さんの例でいうと,「部下と一緒に昼食をとる」というのは,「しなければならないこと」が多い日でも,実施しやすいものであると考えられます。自分が大切だと思うことに基づいた「したいこと」を,自分で選択して実行することができたという事実そのものが,個人のいきいき度を高めることにつながっていきます。

ステップ④ 実行する

優先順位を付けたら,基本的に優先順位の高いものから,一つずつ順番に実施していきましょう。一度に複数の項目を実行しようとすると,個人の処理能力の限界を超えてしまう可能性があります。できるだけ,一つずつ順番に,着実にこなしていくように心がけましょう。

特に,「したいこと」だけに○が付いた項目は,事前に優先順位を高く設定しておいたとしても,実際には後回しにされがちです。ときにはこのような日があっても仕方ありませんが,「したいこと」の後回しを習慣化しないように気をつけてください。可能な限り,自分が大切だと思っていることに基づく行動を,毎日少しでもよいので取り入れ,実行に移すようにしましょう。

ステップ⑤ 一日を振り返る

その日の業務が終了したら,最後に5分程度時間を取って,出勤時に決めたWant To Doリストの実施状況を評価してみましょう。ここで大切なことは,「実施した結果」を評価するのではなく,「実施できたかどうか」を評価する,ということです。

田保男さんは,本日締め切りの書類は何とか完成させて提出することができました。しかし,その出来栄えはお世辞にも良いものではありませんでした。このとき,結果に焦点を当てれば,表5-23の「振り返り」の欄には×または△が付くことになると思います。しかし,「振り返り」では,結果はどうであれ,自分で決めたことが実行できたかどうかに焦点を当てて評価を行ってほしいのです。今回の場合,田保男さんは書類の作成を行うことができたので,「振り返り」欄には○を付けることになります。

職場では結果が重視されることが多いので,どうしても実施した結果ばかりに目が向きがちです。しかし,「自分で自分の時間を管理することができている」という感覚を持つためには,結果はどうであれ,自分で決めたことが自分の力で実行できたという事実のみに焦点を当てれば十分なのです。振り返りの際には,自分が決めたことが実施できたかどうかという視点で,評価を行ってみてください。

また,自分で実施せずに他人に依頼したものがあれば,「振り返り」の欄にそのように記入しましょう。仕事のなかには,自分で行わなくても他人に依頼することで達成で

きるものがあります。今後このような項目は，「しなければならないこと」ではなく，「しなくてもよいもの」として認識するようにするとよいでしょう。

4 対処のポイント

「タイムマネジメント」によって個人のいきいき度を高めるためには，単に時間配分を見直すだけでは不十分です。自分にとって大切なものは何かをしっかりと認識し，それを実践するための具体的な行動を特定し，その行動を毎日の活動のなかに含めていくことが重要です。

なお，自分が大切だと思っていることを認識するだけでは，人間の幸福感やウェルビーイングには効果がないことが明らかになっています。大事なことは，明らかになった自分にとっての大切なものを，行動レベルで日々実行に移していくことであるといえます。

【文献】
Seligman, M. E. P. & Peterson, C. (2004). *Character strengths and virtues: A handbook and classification.* Oxford: Oxford University Press.

Part4
キャリア支援

I ▶▶ キャリア

1 事例 ★ 仕事と家庭のバランスがうまくとれなくなったら

　入社10年目の虹子さん（女性，31歳）は，3年前に結婚し，2年前に妊娠しました。仕事では新入社員時代を過ぎて後輩もでき，重要な仕事も任せられるようになり，楽しく張り合いが持てた頃でした。虹子さんは出産後も仕事を継続して，仕事と家庭を両立させたいと思っていました。夫の丸男さんも，虹子さんが働くことに同意してくれていました。ところが，無事出産し1年間の育児休暇を過ごした後に仕事に復帰してみると，想像以上にその生活は大変でした。また，丸男さんは休日には家事・育児を分担してくれますが，ちょうど重要な仕事を任されていたこともあり平日は仕事にかかりきりで帰宅時間が遅く，なかなか子どもの面倒までは見てくれません。

> 　仕事と家庭の両立は，子どもが生まれた後だと，かなり難しいなあと思っています。夕方仕事から急いで帰ってきて，子どものお迎え・食事・風呂などの世話をしているとあっという間に寝る時間で，毎日ヘトヘトです。その頃に夫が帰ってきて……。彼も仕事で重要な時期だというのは頭ではわかっているつもりなんですが，どうして私ばっかり！ という気になってしまいます。職場でも，残業を断ったり子どもが病気のときには早退したりして，居場所がないような感じもしてきてしまいました。こんなに辛くてしんどいなら，いっそ仕事を辞めてしまおうかとも思ってしまいます。

　虹子さんのストレスチェックでは，「同僚からのサポート」「家族や友人からのサポート」が低く，ストレスによっておこる心身の反応の「抑うつ感」「疲労感」が高いという結果でした。

アセスメント

　虹子さんに限らず，子どもがまだ小さくかつ仕事が忙しくなっている時期に仕事と家庭を両立するのは，大変難しいことです。育児も家事も仕事も完璧にしなくてはと頑張っていると，いつかその頑張りに限界がきて身体的にも精神的にも疲弊してしまいます。そんなときにはついつい視野が狭くなり，また先の生活も見通しにくくなってしまいます。

　したがって，①自分を幅広く見る，②過去-現在-未来を意識する，そのうえで，③今の自分を再認識する，という作業が役に立つと思います。

 ## ワーク

ステップ① ●● 自分を幅広く見る（＝複数のキャリアを理解する）

　私たちは社会生活において，一つの役割のみを持っているのではありません。家庭では親・子ども・配偶者という役割を持ち，仕事では職業人としての役割を持っています。それ以外にも，趣味人や市民としての役割もあるでしょう。これらの役割において人はさまざまな経験をし，その経験によって自分にどんな意味があるかを感じたり考えたりします。こういった役割における経験やその意味づけが連なったものを，「キャリア」と呼びます。すなわち人は，家庭での役割経験を通した「家庭キャリア」，仕事での役割経験を通した「仕事キャリア」，その他自己成長のための役割経験を通した「自己キャリア」などの，複数のキャリアを併せ持っている存在であると見ることができます（図5-8）。ここではまず，こういった複数のキャリアを分けてとらえてみましょう。

A．複数のキャリアの意識化
　ご自分の複数のキャリアを思い浮かべて，それぞれのキャリアでどんな経験をしてきたか，良いことも苦労したことも含めて書き出してみましょう（表5-24の左の欄）。

B．複数のキャリアの価値づけ
　次に，それぞれのキャリアについて，それを経験するなかで大切にしてきたこと，価値があると感じていることを書いてください（表5-24の右欄）。この作業を通して，複数の役割におけるキャリアを分けて理解することができ，さらにそれぞれのキャリアで経験してきたことや大切にしていることを整理することができるでしょう。

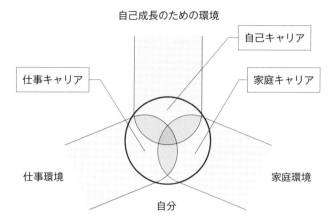

図5-8 自己，仕事，家庭の複合体としての個人モデル（Schein, 1978）

表5-24 あなたがそれぞれのキャリアで「経験してきたこと」と「大切にしてきた価値」

	経験してきたこと	大切にしてきた価値
自己キャリア	例：人に助けられて学ぶことが多かった。大きな病気を経験した。	例：良い人間関係を保つこと。心身の健康を良好にすること。
仕事キャリア	例：要求に応じるように仕事をしてきた。〇〇プロジェクトは苦労したが自信にもなった。	例：誠実に仕事をこなすこと。難しい仕事でもそこから意味を見出すこと。
家庭キャリア	例：短い時間でもていねいに子どもとかかわってきた。夫と意見が異なるときにけんかになった。	例：子どもの成長を大切に見守ること。夫婦関係を良好に保つこと。

ステップ2 ●● 過去 - 現在 - 未来を意識する（＝複数キャリアの時間軸を持つ）

　複数のキャリアでは，それぞれの時期ごとに乗り越えなければならない課題を体験します。たとえば自己キャリアにおいては，青年期には自分らしさを獲得するという「アイデンティティの危機」，中年期には自分の能力や体力の限界を感じ，改めて自分らしさを再吟味する「中年期危機」，そして仕事や親役割を終えた後は「生活スタイルの変更」を体験します。仕事キャリアにおいては，初期キャリアでは「就職」と「組織社会

化（リアリティ・ショックなど）」，中期キャリアでは「仕事の責任の増加」や「昇進」「次世代の育成」，後期キャリアでは「引退の準備」が発達・成長するための課題となるでしょう。そして家庭キャリアにおいては，「子どもの誕生」「子どもの世話」「子どもの思春期（自立前の親子葛藤）」「子どもの自立」などが起こると思われます。

これらの各キャリアの課題達成の困難度について，時間軸をたどって示したものが図5-9です。三つの曲線のうち，一つの曲線において課題達成の困難度が高まるときにはまだ対処がしやすいと思われます。しかし二つあるいは三つの曲線での高まりが同時に起こるときは，かなり対処が難しくなります（図5-9の灰色丸のゾーン）。たとえば虹子さんは，仕事キャリアでの責任が高まったときと自己キャリアで子どもが誕生して世話をするときが重なったため，かなり負担が高くなってしまったといえます。

では，この図のあなたオリジナル版を作成してみましょう（図5-10）。

A．過去の曲線

まずこれまでの自己キャリア，仕事キャリア，家庭キャリアを思い出し，過去から現在まで何があったのか，それを乗り越えるためにどのくらいエネルギーがかかったのか（課題の困難度）を，三つの曲線で描いてみましょう。

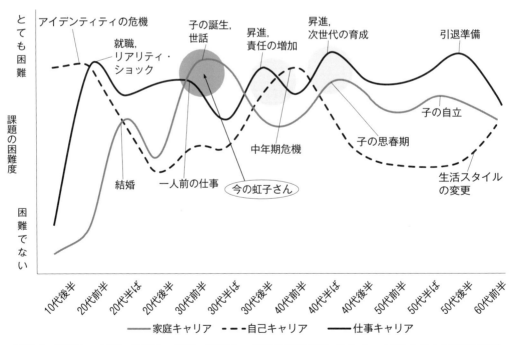

図 5-9　自己キャリア・仕事キャリア・家庭キャリアの相互作用 （Schein, 1978をもとに著者作成）

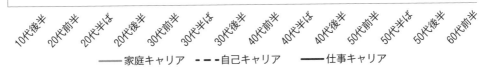

図 5-10　あなたの自己キャリア・仕事キャリア・家庭キャリアの相互作用の図

B．未来の曲線

次に今後の自己キャリア，仕事キャリア，家庭キャリアを想像して，どんなことが起こりそうなのか，それを乗り越えるためにどのくらいエネルギーがかかりそうなのか（課題の困難度）を，三つの曲線で描いてみましょう。

ステップ3　今の自分を再認識する

ここまでの作業で，自分のなかに複数のキャリアがあること，それが過去から未来にわたって続いていること，その幅の広がりと時間的流れのなかで「複数のキャリアを持つ今の自分」があることが意識できてきたでしょうか。

ではその広い視野のなかで，改めて今の自分が何を大切にしたいのかを考えてみましょう。

A．複数キャリアの今の価値の確認

複数キャリアごとに，今大切にしたい価値あるいは優先すべきことは何かと考えてみてください。あれもこれもと欲張りすぎず，自分の持つエネルギーや資源で可能な範囲を想定しながら，厳選して書き出しましょう（表 5-25 の左欄）。

表 5-25 あなたがそれぞれのキャリアで「今大切にしたい価値」と「未来に保留できる価値」

	今大切にしたい価値	未来に保留できる価値
自己キャリア	例：心身の健康を良好にすること。 　　困ったときには人にサポートを求めること。	例：○の趣味を存分に楽しむこと。 　　ボランティアなど，人をサポートすること。
仕事キャリア	例：今できる範囲で責任を果たすこと。 　　仕事を継続すること。	例：新しい仕事にチャレンジすること。 　　さらなるスキルアップを目指すこと。
家庭キャリア	例：子どもの成長を大切に見守ること。 　　夫婦で協力して家事・育児を分担すること。	例：親の世話をすること。 　　夫婦でゆっくり過ごすこと。

B．複数キャリアの保留できる価値の確認

Aの厳選した価値からは漏れたもののうち，将来的に大切にしたいことはあるでしょうか。未来に保留できる価値として，書いてみましょう（表 5-25 の右欄）。

4　対処のポイント

　複数のキャリアにおける困難が同時に高まったときは，高いストレス状態を体験することになります。そんなときには視野が狭くなり，即時的な問題解決をしたくなるものです。あわてて何らかの決断をする前に，一度ご自分の複数キャリアを見渡してみてください。

　一時期にあれもこれも同時に完璧にこなす必要はありません。自分の幅を広く見直し，今大切にしたいことと少し周辺に置いておけることを分けてみてください。また，

生涯にわたる長い視点を持ってみると，大切にしたいもののうちすでに過去に体験しある程度獲得してきたものがあることに気づくかもしれませんし，未来に保留できるものがあると考えることができるかもしれません。そうすると少し気持ちが楽になってくるかと思います。

このように生涯にわたる長い視点で，複数のキャリアを見渡すことをお勧めします。

Part5
動機づけの向上

I ▶▶ 職務満足感

1　事例★仕事への意欲がなくなってきた

　向上(こうじょう)さん(男性，30歳代前半)は入社7年目のリーダーです。入社以来同じ部署で，これまでも大きな失敗やミスもなく仕事をこなしてきました。仕事量も比較的多く，日々，仕事に追われるままにこなしていました。ここ数年，同じような日々の繰り返しなので，これといった大きなストレスも思い当たらないのですが，ここ数カ月は朝，会社に行くのがおっくうだったり，仕事への意欲もあまりなくなってきていました。

> 毎日忙しく仕事をしているけど，ここ数年同じことを続けているような気がするなあ。このまま毎日同じような仕事を続けて意味があるのかなあ。仕事に追われるばかりで，最近はもう疲れきってしまった。

　実施したストレスチェックでは，「仕事や生活の満足度」の項目が低く出ており，ストレスの原因因子についても，「心理的な仕事の負担(量)」「心理的な仕事の負担(質)」などいくつかの項目が高く出ていて，ストレスによる心身反応については，「活気」や「疲労感」が高く出ていました。

2　アセスメント

　向上さんのように，慢性的にストレスの要因が続いている場合，すぐにストレスの要因を減らしたり，なくすことが難しいことも考えられます。もちろん，ストレスの要因を減らすことができれば，「イライラ感」や「不安感」などのストレス反応も少なくなることは想定されます。
　一方で，適度なストレス要因の自覚は，パフォーマンスの向上につながっていくとも言われています。ストレス要因を自覚しながらも，ストレスを力に変え，パフォーマン

ス向上につなげていくためには、自身のやる気のもとや仕事の原動力となっている要因に気づき、職務満足感を維持・向上させていくことも大切です。その方法の一つをここで紹介します。

職務満足感を向上させるための方法として、①やる気のもとを探す、②重要なものを選ぶ、③やる気を維持する、の三つのステップがあります。次項では、その実際の内容を紹介します。職務満足感が低下し、自覚するストレス反応をさらに増幅していると思われるような事例には、このような手法を活用して、セルフケアを行うことも有効と考えられます。

3 ワーク

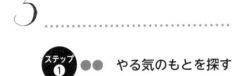 やる気のもとを探す

自分自身の"やる気のもと"をできるだけ多く挙げてみます。失敗したことや怒られたこと、反省したことなどは比較的記憶に残りやすいですが、うまくいったことや、当たり前にこなせたことはつい見逃されがちです。ふだんは当たり前のように思っていることでも、「○○があるから仕事をがんばれるんだ」「○○のおかげでうまくいったんだ」ということがあれば、仕事の原動力（やる気のもと）として挙げます。列挙したものを、表5-26の「やる気のもとリスト」に書き出してみましょう。

表5-26　やる気のもとリスト

	やる気のもと	チェック（上位三つ）
(例)	資料を苦労して仕上げたとき、「がんばったね」と職場の先輩が声をかけてくれた。	
1		
2		
3		
4		
5		

ここでは，より具体的に，思い当たった場面を列挙することがポイントです。仕事内容そのもの，評価にかかわること，人間関係，キャリアにかかわることなど，さまざまな側面で考えてみましょう。

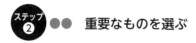
重要なものを選ぶ

ステップ①で書き出した"やる気のもと"リストをながめ，自分にとって重要なものを選びます。仕事をしていくうえで大きな原動力になっていると思われるものの上位三つを選び，表5-26の右側のチェック欄に○を付けます。

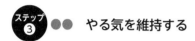
やる気を維持する

自分自身の"やる気のもと"に気づいたら，次はやる気を維持し向上させることが大切です。やる気を維持するには，どのような行動を行うとよいでしょうか。ステップ②で選んだ三つの項目それぞれについて，具体的な行動を表5-27の例ように書いてみます。ステップ②で○を付けた場面を思い出しながら，具体的な行動を書くことがポイントです。

表5-27　やる気のもとを維持する

やる気のもと （例）資料を仕上げたとき，先輩が「がんばったね」と声をかけてくれた。 資料を作る過程やふだんから，先輩に自ら話しかけたり相談したりして，話し合う場を持つようにする。
やる気のもと　1　_____ 〈維持するための具体的な行動〉
やる気のもと　2　_____ 〈維持するための具体的な行動〉
やる気のもと　3　_____ 〈維持するための具体的な行動〉

今後，同じような場面に遭遇した際には，表 5-27 に記載した行動を実践することで，やる気の維持や職務満足感の向上につながるでしょう。

4 対処のポイント

　表 5-26 や表 5-27 のリストに記入することで，やる気のもとが可視化され，自分の仕事の原動力となっている要因への気づきにつながりやすくなります。記載する際には，ささいなことと思われることでもなるべく多く，より具体的に書くことがポイントです。

　また，記入したシートを面接で活用することも有用です。表 5-26 の「維持するための具体的な行動」について内容を掘り下げることで，本人のさらなる気づきにつながり，やる気のもとを維持するための行動の幅が広がり，職務満足感への向上につながるでしょう。

　職務満足感，やる気のもとなどのポジティブな内容を面接で扱うことは，ストレス要因などの比較的ネガティブな内容と比べると，前向きな気持ちで取り組める点も，大きな特徴といえるでしょう。

II ▶▶ ジョブ・クラフティング

1 事例★仕事にやりがいを感じられない

　受身さん（男性，50歳代）は製造会社の中間管理職です。管理職として張り切っていましたが，最近，仕事でモヤモヤした状態が続いています。上司からは業績を上げるための目標を立てるよう指示されますが，具体的な取り組みについての指示はなく，上司の意思や方向性がわかりません。部下の育成もしなくてはいけませんが，他の仕事で時間が取れず，部下の様子も把握できていません。結果として，以下のように考えてしまいます。

> 自分の仕事にやりがいが持てないなぁ。自分なりにがんばっているけど，上司の期待にうまく応えられるか自信がないし，指示ももらえないからどうしていいかわからない。それに部下の教育もしたいけど時間がないし，不安な気持ちだけがたまってしまう。どうしてもモヤモヤしてしまう。

　受身さんは，先日のストレスチェックでも，「働きがい」や「仕事の満足度」が低いという結果でした。

2 アセスメント

　受身さんはストレスチェック時に，仕事に対するやりがいや満足感を感じられない状態にありました。受身さんのように，仕事をやらされていると感じ，仕事の意義を見失い，モヤモヤした気持ちで毎日を過ごしている状態に共感を覚える方も多いのではないでしょうか。このような場合は，仕事のやりがいを高めるための方法であるジョブ・クラフティングが効果的です。ジョブ・クラフティングとは，ジョブ＝仕事，クラフティング＝工作をするという言葉のとおり，「仕事のやりがいを高めるために，働く人自らが仕事に対して行う工夫」のことです。
　皆さんの周りで仕事にやりがいを見出しいきいきと働いている人は，どのような人でしょうか。そのような人は，決められた仕事に対してでも自分なりの意義を見出したり，周りの人とうまく協力して仕事を進めたりと，働き方にひと工夫加えていないでしょうか。

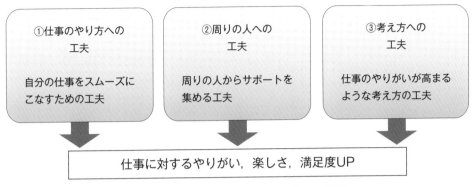

図 5-11　ジョブ・クラフティングの 3 分類

　このように，働き方に対して自ら工夫を加えることがジョブ・クラフティングです。ジョブ・クラフティングは，①仕事のやり方への工夫，②周りの人への工夫，③考え方への工夫の三種類に分けられます（図 5-11）。この三種類の工夫が自分の仕事を働きがいのある状態に近づけ，仕事への満足感を高めてくれます。

　ここでは，①ジョブ・クラフティング（仕事のやり方への工夫，周りの人への工夫，考え方への工夫）を知る，②自分の業務を整理する，③ジョブ・クラフティング計画を立てるの三つのワークを用意しました。これらのワークを通して，従業員の方々が仕事のやりがいを自ら高める工夫をする（ジョブ・クラフティング）ための支援ができます。

3　ワーク

ステップ① ジョブ・クラフティングを理解する

　図 5-11 に示したとおり，ジョブ・クラフティングは，①仕事のやり方への工夫，②周りの人への工夫，③考え方への工夫の，三種類に分けられます。はじめに，それぞれの工夫の特徴や事例を説明し，具体的なイメージを持ってもらいます。

A．仕事のやり方への工夫とは

　仕事のやり方への工夫とは，自分の作業がしやすくなるような工夫です。表 5-28 の①で，仕事のやり方への工夫にはどのようなものがあるのかを説明し，次に②工夫の具体例を紹介します。具体例を見ることで，「自分が何気なくしているこんな工夫もジョブ・クラフティングに含まれるのか」と，仕事のやり方への工夫を身近に感じてもらい

表5-28 仕事のやり方への工夫とは

①仕事のやり方への工夫とは	②仕事のやり方への工夫の具体例	③Aさんができる仕事のやり方への工夫は？
自分の作業がしやすくなるような工夫です 自分の知識やスキルを伸ばす，時間をうまく活用する，新しい挑戦をしてみるなど，「自分が作業しやすくなるため，仕事に向かいやすくなるための工夫は何でも」当てはまります。	・研修や本から仕事にかかわる情報を集める。 ・新しいプロジェクトに挑戦してみる。 ・朝の時間を活用する。 ・無理に遅くまで仕事をしない。 ・翌日の仕事のやることリストを前日のうちに書く。	例：部下の教育指導に新しい方法を取り入れる。 例：目標を具体的に数値化する。

表5-29 周りの人への工夫とは

①周りの人への工夫とは	②周りの人への工夫の具体例	③Aさんができる周りの人への工夫は？
周りからサポートを集めるための工夫です 周囲からアドバイスをもらう，相談にのってもらうなど，「周りの人とのかかわりのなかで，自分がうまくサポートを得るための工夫は何でも」当てはまります。	・同僚からアドバイスをもらう。 ・先輩に相談にのってもらう。 ・スキルを教えてもらう。 ・コミュニケーションを増やして積極的に人とかかわる。	例：後輩にこまめに話しかけて，指導に役立てる。 例：先輩にアドバイスを求める。

ます。次に，これらの例を踏まえて，③冒頭の事例に登場したAさんができる仕事のやり方への工夫を，考えてもらいましょう。

B．周りの人への工夫とは

周りの人への工夫は，周りからうまくサポートを集める工夫です。A．と同様に，表5-29の①で周りの人への工夫にはどのようなものがあるかを説明し，②でその具体例を紹介します。そして，③冒頭の事例Aさんの立場になって，周りの人への工夫でどのようなことができるのか，考えてもらいましょう。

C．考え方への工夫とは

考え方への工夫は，仕事のやりがいが高まるような，仕事に対する考え方についての工夫です。A，Bと同様に，表5-30の①考え方への工夫の説明，②考え方への工夫の具体例の紹介をした後に，③事例のAさんができる考え方の工夫を考えてもらいましょう。
表5-28，29，30に示した具体例は，皆さんの職場に合うように内容を変えていただ

表 5-30　考え方への工夫とは

①考え方への工夫とは	②考え方への工夫の具体例	③Aさんができる考え方への工夫は？
<u>仕事のやりがいが高まるような、仕事に対する考え方の工夫です</u> 仕事の意義や目的を再確認したり、自分のモチベーションや価値観と結びつけて仕事を考えるなど、「自分の仕事へのやりがいが高まるような考え方は何でも」当てはまります。	・自分の仕事が会社の未来を変えると考える。 ・今の仕事は「誰」のためにやっているのか考える。 ・受け取る相手の笑顔を想像して仕事に向かう。 ・自分が仕事の適任者である、仕事を任せられていると考える。 ・自分の好きなことと仕事を結びつけて考える。	例：部下の教育が会社の未来にどうつながるか考える。 例：自分の仕事の幅が広がる！と考える。

いてかまいません。この具体例を見て、「確かにやったことがある！」「こんな工夫なら自分でもできそう」と共感してもらえることが大切です。具体例を示しながら、「こんな工夫をしたことがありますか？」「この工夫をするとどんな良いことがあると思いますか？」と問いかけることで、自分のことのように、ジョブ・クラフティングを身近に感じてもらえるようになります。そして、三つの工夫（ジョブ・クラフティング）を実行することで、働きやすさや仕事のやりがいが変わることを実感してもらいます。

ステップ② 自分の業務を整理する

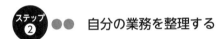

ジョブ・クラフティング（三つの工夫）の内容を理解したところで、自分はどのようなジョブ・クラフティングができるかを考えてもらいます。まず、どの業務についてのやり方を工夫するかを決めるために、自分の業務を整理します。

表 5-31　自分の業務を振り返る

主な業務	ジョブ・クラフティング（三つの工夫）しているか（○△×で評価しましょう）			取り組む業務
	仕事のやり方への工夫	周りの人への工夫	考え方への工夫	
例：新規○○プロジェクトの立ち上げ	△	○	×	✓
例：会議の資料作り	×	○	○	
例：エクセルのデータ入力	○	×	×	

表 5-31 を使って，主に担当している仕事（業務内容）を三つ挙げてもらいます。三つ以上の業務を担当している場合には，費やしている時間が長いもの，思い入れがあるもの，注目しているものなどを，自由に選んでかまいません。

次に，取り上げた三つの業務に対して，「仕事のやり方への工夫」「周りの人への工夫」「考え方への工夫」のそれぞれをどの程度しているかを，○，△，×で評価します（○：いつも工夫をして仕事をしている，△：ときどき工夫をしている，×：あまり工夫をしていない）。この評価は，ご自身で仕事を振り返るためのものですので，まったくの主観で付けてかまいません。

最後に，これからジョブ・クラフティングを適用する業務一つに✓を付けてもらいます。選ぶ基準は，「○をさらに良くしたい！」「△を○に近付けたい！」など，自由に選んでもらいます。

 ●● **ジョブ・クラフティング計画を立てる**

次に，図 5-12 のワークシート 1 を使って，ジョブ・クラフティング計画を立てます。表 5-31 で選んだ「取り組む業務」を①に記入し，その業務に対してできる「仕事のやり方への工夫」「周りの人への工夫」「考え方への工夫」の計画内容を記入します。工夫が思いつかない場合は，表 5-28，29，30 の具体例を参考に考えてもらいましょう。

①今回取り組む仕事：

仕事のやり方への工夫	周りの人への工夫	考え方への工夫
②計画内容	③計画内容 例：上司に○○業務に関するアドバイスを求める。	④計画内容
⑤どんな良いことがありそうか？	⑥どんな良いことがありそうか？ 例：仕事の目標が具体的にわかるので，やる気が起こる！モチベーションが湧く。	⑦どんな良いことがありそうか？

図 5-12　ワークシート 1（ジョブ・クラフティング計画を立てる）

ここでのポイントは,具体的な計画を立てることです。例にあるように,「いつ,どこで,〇〇業務に関するアドバイスを求める」と具体的に書くことで,実行しやすくなります。次に,各計画に対して「実行するとどんな良いことがありそうか(⑤〜⑦)」を書いてもらいます。「この計画を実行したらこんな良いことがある」と実感してもらうことで,計画を実行することへのモチベーションが高まります。

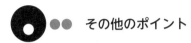

その他のポイント

A. 楽しくジョブ・クラフティングに取り組んでもらう

何より大切なのは,楽しくジョブ・クラフティングに取り組んでもらうことです。「働き方を工夫しないといけない」「もっと効率的に働けるように努力しないといけない」ではなく,「今の仕事をもっと楽しくしたい!」と思ってもらうことが第一歩になります。たとえば,ジョブ・クラフティング計画カードを活用することもできます。例に示した計画カード(図5-13)では,「何をしますか?」の箇所に,ワークシート1で考案した工夫の計画内容を書いてもらいます。「いつ?」「どこで?」の箇所には具体的な日時や場所を記入することで実行可能性が高まります。

このようなカードの活用で,計画を着実に実行につなげることができます。計画が実行できたらシールを貼るなどの工夫も良いでしょう。このような工夫は,ジョブ・クラフティングを楽しみながら継続してもらうことにつながります。

B. 計画実行に関する振り返りを行う

ジョブ・クラフティングの計画を立案した後,計画をどの程度実行できたかを振り返る機会を設けることも大切です。ジョブ・クラフティングの実行がうまくできなかった

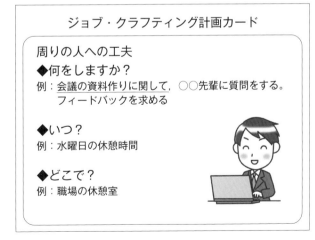

図5-13 ジョブ・クラフティング計画カード例(周りの人への工夫)

```
┌─────────────────────────────┐
│   仕事のやり方への工夫        │
│      振り返り                │
│                             │
│ ①計画内容                   │
│   例：フレックスタイムを利用して， │
│     朝1時間早く仕事に着手する。│
│                             │
│ ②何回実行できたか            │
│   例：2回                   │
│                             │
│ ③実行して感じた気づきなど    │
│   例：仕事はスムーズにいくが，1時│
│     間早い出社は難しい。     │
│                             │
│ ④次に活かすとしたら          │
│   例：30分早い出社なら継続できる。│
└─────────────────────────────┘

┌─────────────────────────────┐
│         Ver2.               │
│    仕事のやり方への工夫計画    │
│                             │
│ ⑤計画内容                   │
│   例：30分早く出社するようにする。│
│                             │
│ ⑥実行する際のポイント        │
│   例：朝に行うことをリスト化する。│
└─────────────────────────────┘
```

図 5-14 ワークシート 2（仕事のやり方への工夫の振り返り）

場合でも，気づきを整理することで，よりうまく実行につなげるためのポイントが見えてきます。対面での振り返りが難しい場合には，メールで本人とやりとりしてもかまいません。振り返りを通じて，本人のジョブ・クラフティングのレパートリーが増えるように，支援しましょう。

ワークシート 2（図 5-14）に，振り返りの例を示しました。「①計画内容」には立案した計画内容を書き，「②何回実行できたか」には計画を実行した回数を書きます。「③実行して感じた気づき」「④次に活かすとしたら」についても，記入してもらいます。①〜④を振り返ることで，どんな点が計画の上手な実行につながったのかを確認することができます。逆に，ほとんど実行できなかった場合には，「今後どうしたら上手に実行できるか」といった，次の計画へのヒントが得られます。周りの人への工夫，考え方の工夫に関しても，同様のワークシートで振り返りを行います。

それぞれの工夫の振り返りを終えた後は，Ver.2 の計画を立てます。振り返りを踏まえて，「⑤計画内容」に計画を記入します。その際に「⑥実行する際のポイント」も埋めてもらうことで，実行しやすくなります。

対処のポイント

　ジョブ・クラフティングのワークは，①ジョブ・クラフティング（仕事のやり方への工夫・周りの人への工夫・考え方への工夫）を知る，②自分の業務を振り返る，③ジョブ・クラフティング計画を立てる，の三段階から構成されます。日頃の業務を，「仕事のやり方」「周りの人とのかかわり」「仕事への考え方」の三つの視点から工夫することで，やりがいが高めるだけでなく，ストレスを低減することにもつながります。仕事へのやりがいを失っている従業員のセルフケア支援の新しい方策として，ぜひご活用ください。

編者あとがき──ストレスチェックの活用を目指して

　本書では，ストレスチェック制度や，そこで推奨されている職業性ストレス簡易調査票について説明し，調査票の読み取り方から，調査票を用いた面談・相談の方法，事後対応の方法までを示しています。後半は，多くの事例に基づいて書かれているので，具体的でわかりやすい内容になったと思います。

　編者が企画当初から想定していたのは，ストレスチェックと連動したセルフケア支援の方法を示すことでした。すなわち，ストレスチェックの結果を読み取り，話を聴き，従業員のニーズを明確にし，それに対応した適切なセルフケアの方法を提案し，メンタルヘルス不調の未然防止に役立ててもらう。これがストレスチェックを活用した面談・相談の流れです。

　このとき，ニーズに対応したセルフケア手法の提案が必要になります。「事例」-「ニーズ」-「セルフケア」という対応関係です。本書でいえば，第4章の各事例と，第5章で述べたセルフケア手法とがつながることが重要だと思います。今回は，対応関係を包括的に示せたわけではありませんが，本書の構成はそのような対応関係を想定しています。特に第5章においては，五つのニーズに合わせた支援方法や支援ツールを，豊かに提示することができました。これらのツール類を活用していただければと思います。今後，ニーズと支援方法との対応関係をまとめた事例集も，企画していく予定です。

　本書は，個人面接での活用を想定して書かれています。しかし，集合研修などでも本書は活用できると思います。一つは，職業性ストレス簡易調査票そのものを説明し，ストレスへの気づきにつなげるような研修です。もう一つは，セルフケアの方法を身につけるための研修です。たとえば，第5章のなかでニーズが高そうなトピックを取り上げて，セルフケア研修で活用することも考えられるでしょう。

　ストレスチェックの義務化により，多くの企業でストレスチェックが実施されることになります。本書を活用して，ストレスチェックと連動したセルフケア支援が実施され，多くの従業員のメンタルヘルス不調の未然防止につながることを願っています。

　最後になりましたが，本書の執筆者の皆様と，本書の企画から編集まで丁寧にかつ迅速に仕事を進めてくださった，誠信書房編集部長，中澤美穂様に心より御礼申し上げます。

編者・著者を代表して
種市　康太郎

◆編者紹介◆

島津明人（しまず　あきひと）
2000 年　早稲田大学大学院文学研究科心理学専攻博士後期課程修了
現　在　慶應義塾大学総合政策学部教授，博士（文学）
主著書　『Q&A で学ぶワーク・エンゲイジメント――できる職場のつくりかた』（編著）金剛出版 2018 年，『職場のポジティブメンタルヘルス 2 ――科学的根拠に基づくマネジメントの実践』（編著）誠信書房 2017 年，『職場のポジティブメンタルヘルス――現場で活かせる最新理論』（編著）誠信書房 2015 年，『ワーク・エンゲイジメント――ポジティブメンタルヘルスで活力ある毎日を』労働調査会 2014 年，『ワーク・エンゲイジメント――基本理論と研究のためのハンドブック』（総監訳）星和書店 2014 年，『職場のストレスマネジメント（CD 付き）――セルフケア教育の企画・実施マニュアル』（編著）誠信書房 2014 年，『災害時の健康支援――行動科学からのアプローチ』（編）誠信書房 2012 年，『ワーク・エンゲイジメント入門』（共訳）星和書店 2012 年，『自分でできるストレス・マネジメント――活力を引き出す 6 つのレッスン』（共著）培風館 2008 年

種市康太郎（たねいち　こうたろう）
2000 年　早稲田大学大学院文学研究科心理学専攻博士後期課程単位取得退学
現　在　桜美林大学心理・教育学系教授，博士（文学）
主著書　『職場のポジティブメンタルヘルス――現場で活かせる最新理論』（分担執筆）誠信書房 2015 年，『ワーク・エンゲイジメント――基本理論と研究のためのハンドブック』（編訳）星和書店 2014 年

◆執筆者紹介◆（執筆順）

川上憲人（かわかみ　のりと）【第 1 章】
　　1985 年　東京大学大学院医学系研究科博士課程単位取得退学
　　現　在　東京大学大学院医学系研究科精神保健学分野教授

種市康太郎（たねいち　こうたろう）【第 2 章，第 3 章，第 4 章 Part 7】
〈編者紹介参照〉

五十川早苗（いそかわ　さなえ）【第 4 章 Part 1】
　　1994 年　愛知教育大学大学院教育学研究科発達臨床心理学専攻修士課程修了
　　現　在　公益財団法人松原病院診療技術部臨床心理室主任

平賀光美（ひらが　みつみ）【第 4 章 Part 2】
　　2006 年　広島大学大学院教育学研究科教育人間科学専攻博士課程後期修了
　　現　在　株式会社ヘルスウエイブメンタルヘルスセンター EAP コンサルタント，博士（心理学）

小林由佳（こばやし　ゆか）【第 4 章 Part 3】
　　2005 年　岡山大学大学院医歯薬学総合研究科衛生学・予防医学分野修了
　　現　在　東京大学大学院医学系研究科精神保健学分野，博士（医学）

大庭さよ（おおば　さよ）【第 4 章 Part 4】
　　2002 年　慶應義塾大学大学院社会学研究科社会学専攻満期単位取得退学
　　現　在　医療法人社団弘冨会神田東クリニック／MPS センター

三宅美樹（みやけ　みき）【第 4 章 Part 5】
　2005 年　名古屋市立大学大学院看護学研究科精神保健看護学分野修士課程修了
　現　在　トヨタ車体株式会社健康推進部

植松芳信（うえまつ　よしのぶ）【第 4 章 Part 6】
　2001 年　明星大学大学院人文学研究科心理学専攻修士課程修了
　現　在　アイエムエフ㈱相談室室長

中島美鈴（なかしま　みすず）【第 5 章 Part 1-1】
　2003 年　広島大学大学院教育学研究科心理学専攻博士前期課程修了
　現　在　九州大学大学院人間環境学府

関屋裕希（せきや　ゆき）【第 5 章 Part 1-2】
　2012 年　筑波大学大学院人間総合科学研究科ヒューマンケア科学専攻博士課程修了
　現　在　東京大学大学院医学系研究科精神保健学分野

田山　淳（たやま　じゅん）【第 5 章 Part 2-1】
　2004 年　東北大学大学院医学系研究科行動医学分野博士後期課程修了
　現　在　早稲田大学人間科学学術院准教授，障害科学博士

今村幸太郎（いまむら　こうたろう）【第 5 章 Part 2-2】
　2013 年　東京大学大学院医学系研究科健康科学・看護学専攻博士課程修了
　現　在　東京大学大学院医学系研究科精神保健学分野特任助教

島津明人（しまず　あきひと）【第 5 章 Part 3-1】
〈編者紹介参照〉

大塚泰正（おおつか　やすまさ）【第 5 章 Part 3-2】
　2003 年　早稲田大学大学院文学研究科心理学専攻博士後期課程単位取得退学
　現　在　筑波大学人間系准教授，博士（文学）

加藤容子（かとう　ようこ）【第 5 章 Part 4】
　2003 年　名古屋大学大学院教育発達科学研究科心理発達科学専攻博士課程（後期課程）単位取得退学
　現　在　椙山女学園大学人間関係学部心理学科教授，博士（心理学）

島津美由紀（しまず　みゆき）【第 5 章 Part 5-1】
　2001 年　早稲田大学大学院文学研究科心理学専攻博士後期課程修了
　現　在　ソニーコーポレートサービス㈱産業保健部，博士（文学）

櫻谷あすか（さくらや　あすか）【第 5 章 Part 5-2】
　2016 年　東京大学大学院医学系研究科公共健康医学専攻修了
　現　在　東京女子医科大学医学部衛生学公衆衛生学講座公衆衛生学分野助教

産業保健スタッフのためのセルフケア支援マニュアル
――ストレスチェックと連動した相談の進め方

2016年9月10日　第1刷発行
2020年2月25日　第2刷発行

編　者　島　津　明　人
　　　　種　市　康太郎
発行者　柴　田　敏　樹
印刷者　田　中　雅　博

発行所　株式会社　誠信書房
〒112-0012　東京都文京区大塚3-20-6
電話 03（3946）5666
http://www.seishinshobo.co.jp/

印刷／製本：創栄図書印刷　　落丁・乱丁本はお取り替えいたします
©Akihito Shimazu & Kotaro Taneichi, 2016　Printed in Japan
ISBN978-4-414-41618-3 C2011

JCOPY 〈(社)出版者著作権管理機構 委託出版物〉
本書の無断複写は著作権法上での例外を除き禁じられています。複写される場合は、
そのつど事前に、(社)出版者著作権管理機構（電話 03-5244-5088, FAX 03-5244-5089,
e-mail: info@jcopy.or.jp）の許諾を得てください。